Alexander Toskar
Die Geistige Aufrichtung
Herstellung der Göttlichen Ordnung in allen Wesen
nach dem Geistheiler Pjotr Elkunoviz

Alexander Toskar

DIE GEISTIGE AUFRICHTUNG

Herstellung der Göttlichen Ordnung
in allen Wesen
nach dem Geistheiler

Pjotr Elkunoviz

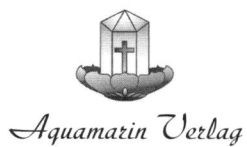

Aquamarin Verlag

Deutsche Originalausgabe
3. Auflage 2010
© Aquamarin Verlag GmbH
Voglherd 1 • D-85567 Grafing
www.aquamarin-verlag.de

Illustrationen: Alexander Toskar

Umschlaggestaltung: Annette Wagner

ISBN 978-3-89427-396-5
gedruckt in Leipzig

Inhalte aus diesem Buch dürfen nur nach schriftlicher Zustimmung durch den Herausgeber vervielfältigt, in einem Datenträger aufgenommen und/oder mittels Druck, Fotokopie, Mikrofilm, Aufnahmen oder auf jegliche Art auch immer, sei es mittels chemischer, elektronischer oder mechanischer Prozesse, veröffentlicht werden.

Any part of this book may only be reproduced, stored in a retrieval system and/or transmitted in any form, by print, photoprint, microfilm, recording, or other means, chemical, electronic or mechanical, with the written permission of the publisher.

Mögen alle Wesen in allen Welten glücklich sein.
Mögen wir eine lichtvolle Welt zeugen.

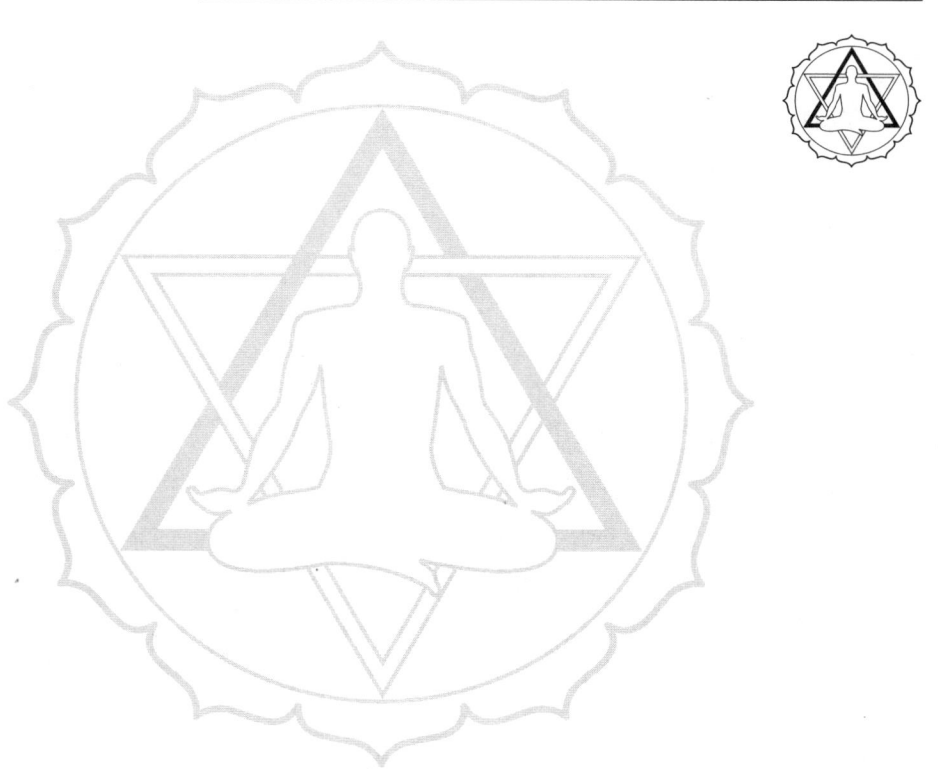

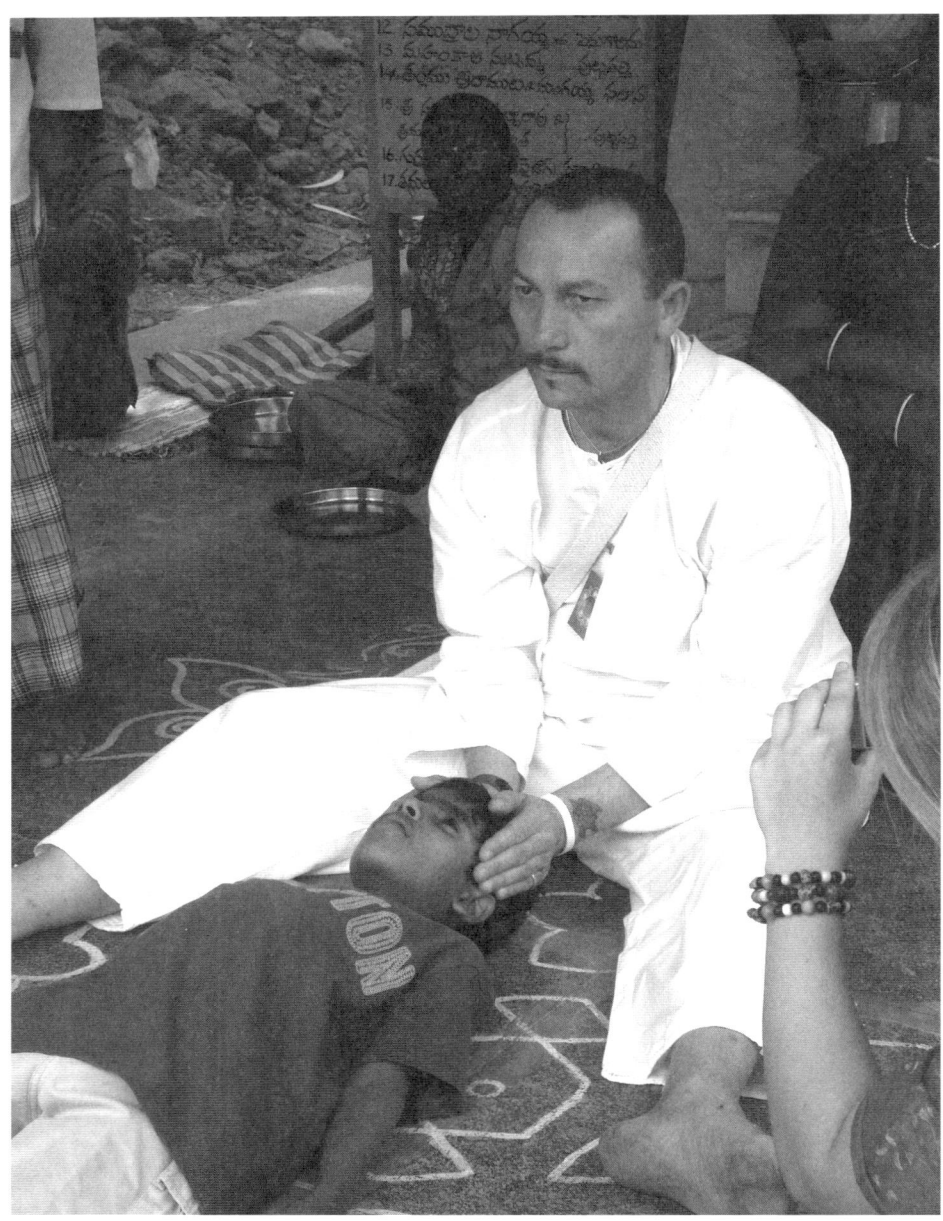

„Gott ist dort, wo die Veränderung ist.
Die Veränderung ist Gott."
Sathya Sai Baba

Heilbehandlung in Puttaparthi, Indien, Januar 2007

Inhalt

Vorbemerkung zur erweiterten 3. Auflage 10
Geleitwort von Prof. Kurt Tepperwein 11
Vorwort 13

Einführung 15
Die Zukunft: „Medica mente" 20
Die Evolution des Bewusstseins zur Göttlichen Ordnung 23
Die Göttliche Ordnung 26

Was ist der Mensch? 31
Die niedere und höhere Natur des Menschen 36

Die Geistige Aufrichtung 41
Das Wunder der Göttlichen Aufrichtung 43
Der geistige Weg von Pjotr Elkunoviz 45
„Und ich, wenn ich erhöht werde von der Erde,
will ich sie alle zu mir ziehen." 47
„Mein Vater wirkt bis auf diesen Tag und ich wirke auch." 53
Aufgerichtet sein, heißt heil sein 60
Das „Krumme" gerade machen 64
Heiltage: „Weil Du gesehen hast, glaubst Du." 68
Heilerfolge 73
Die Göttliche Aufrichtung für Tiere 79
Heilung ist! 81
Heilkraftanbindung an die innewohnende Kraft 84
Heilkraftvermittler der „Neuen Zeit" 85
Die Geistige Alchemie und Schwermetallausleitung 86
Von der Berufung zum geistigen Heiler 90

Die physische und die spirituelle Wirbelsäule 93
Unsere physische Wirbelsäule 113
Alles hängt an der Wirbelsäule 116
Das Kreuz mit dem Kreuz.. 118
Die vorgeburtliche Zeit und ihre Einflüsse................................ 127
Die Steuerzentren an der Wirbelsäule 132
Die spirituelle Wirbelsäule 135
Der Mensch und seine feinstofflichen Energiezentren 137
Der göttliche genetische Code.. 143
Die Geistigen Gesetze und ihre Entsprechung an der Wirbelsäule 146
Ganzheitliche Nahrung 151
Heilsame Übungen für den Alltag – Alltag als Übung 153
Sanfte Licht-Nahrung... 155
Wie man die feinstofflichen Elemente der Sonne auffängt 157
Die Heilkraft des Wassers 158
Das Herstellen von Heil-Wasser 160
Begleitende Selbstbehandlung nach erfolgter Geistiger Aufrichtung 160
Heilmeditation 162
Chakra-Harmonisierung... 163
Eine Atemübung 164
Augenübungen 166
Licht-Meditation... 168
Stille 170
Große Invokation... 172

Anhang... 175
Die Begradigungsenergie von Pjotr Elkunoviz von Prof. Hans Sachs 175

Über den Autor... 179

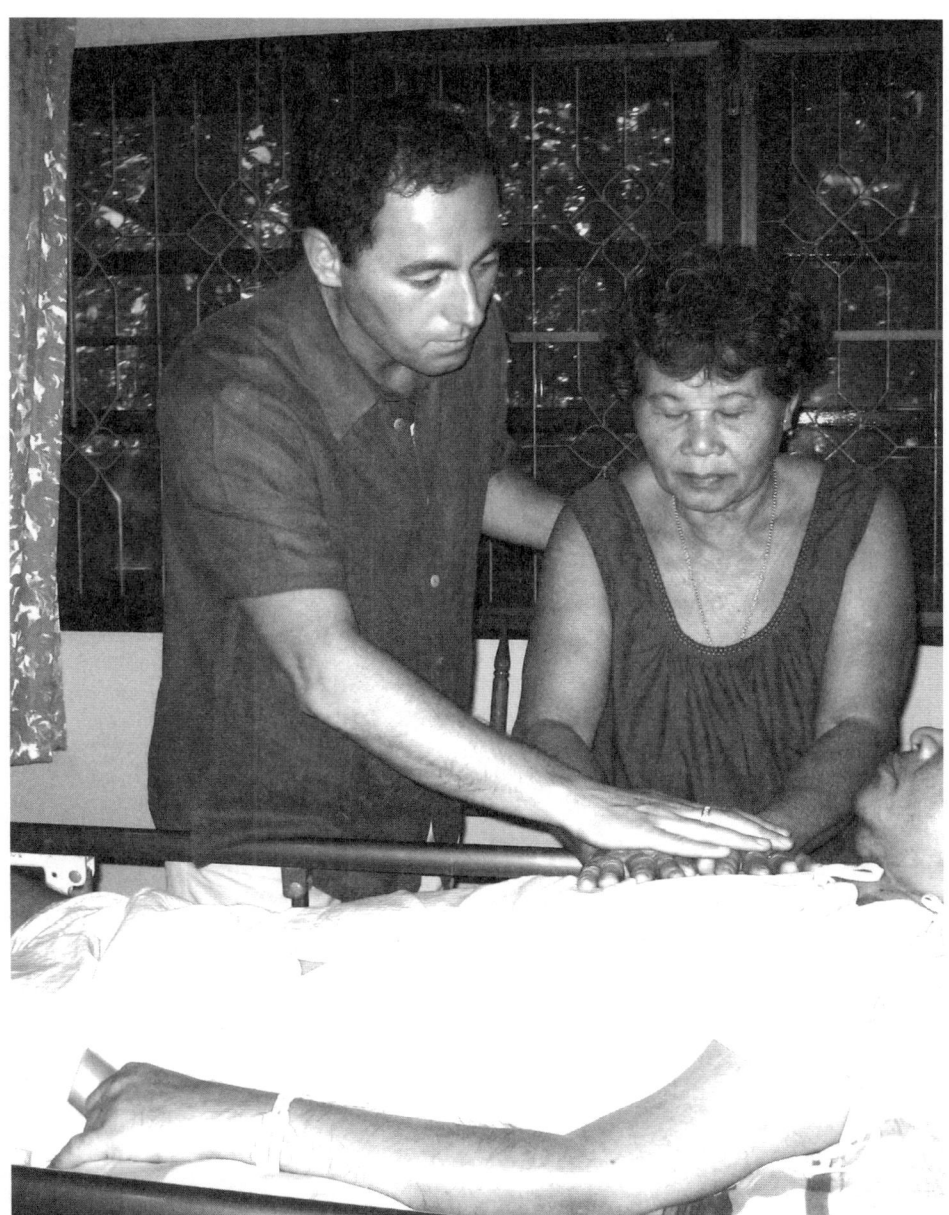

„Mögen alle Wesen in allen Welten glücklich sein.
Mögen wir eine lichtvolle Welt zeugen."

Alexander Toskar

Heilbehandlung in Trang, Thailand, Juli 2007

VORBEMERKUNG ZUR ERWEITERTEN 3. AUFLAGE

Dieses Buch enthält eine universelle Botschaft, den Schlüssel zur Heilung für die Menschen in aller Welt. Das Wissen und die Wahrheit über die Geistige Aufrichtung haben wir in diesem Buch erstmalig der ganzen Welt offenbart. Es ist von meinem Vater Pjotr Elkunoviz, dem Urheber und Initiator, und den großen Meistern Indiens gesegnet. Das Buch ist seit der Erstauflage im März 2007 bereits in Englisch und Thai übersetzt worden, und weitere Sprachen sind in Vorbereitung. Für Tausende von Lesern ist das Buch schon heute ein wahrer Segen.

Unsere Aufgabe ist es, der Welt zu helfen, das Kollektivbewusstsein von Milliarden zu transformieren, damit Kummer und Leid vergehen und jeder Mensch zu dem werden kann, der er wirklich ist – vollkommen, geistig gesund.

Das in diesem Buch vorgestellte Wesen und Wirken der Geistigen Aufrichtung hat sich in der Praxis als dauerhafte Hilfe bei Beschwerden jeglicher Art bewährt. Dieses Buch bietet jedoch keine Anleitung zur Durchführung der Geistigen Aufrichtung. Sichtbare und dauerhafte Begradigung erfordert eine persönliche Einweihung. Ich möchte zeigen, wie wichtig es ist, dass unser ganzes Denken, Handeln und Leben Harmonie, Frieden und Liebe ausstrahlt – nicht nur für uns selbst, sondern für alle Wesen, mit denen wir es zu tun haben. Jeder Einzelne von uns ist, so gesehen, ein Werkzeug Gottes. Je mehr uns dies bewusst wird, desto verantwortlicher werden wir uns fühlen und dazu beitragen, dass die Welt besser werde. Das Paradies, das wir ersehnen, ist keine Sache jenseitiger Zukunft, es kann schon hier und jetzt durch uns verwirklicht werden.

Alexander Toskar

GELEITWORT VON PROF. KURT TEPPERWEIN

Wir nennen diese Welt „KOSMOS", das bedeutet Ordnung. Im Größten wie im Kleinsten spüren wir diese alles durchdringende Ordnung der Schöpfung, und auch wir sind ein Teil dieser Ordnung. Viele aber haben den Kontakt zu dieser „inneren Ordnung" verloren und damit den Halt und die Richtung. Wir benötigen jemanden, der die Dinge wieder „richtet", der uns aufrichtet und uns hilft, uns wieder nach dieser inneren Ordnung auszurichten.

Aufrichtigkeit ist eine sehr geschätzte menschliche Tugend, und wir sind dankbar, wenn uns jemand aufrichtet, wenn wir bedrückt sind. Es ist unendlich wichtig, dass es Menschen gibt, die sich dieser Aufgabe verschrieben haben und anderen helfen, sich zu ihrer wahren Größe aufzurichten, zu erwachen zu dem, der sie wirklich sind. Wir alle sind geschaffen nach dem „Ebenbild Gottes", und das sollte auch in unserer Haltung und in unserem Verhalten sichtbar werden.

Nur ein „Heiler" kann heilen, kann sein inneres Heilsein übertragen, als Göttliches Erbe weitergeben; und so ist alles Heilen auch immer SELBST-Heilung, um das Geschenk des Heilseins als Kanal der Göttlichen Ordnung rein „geschehen" zu lassen.

Mögen Sie noch vielen Menschen helfen, sich zu ihrer wahren Größe aufzurichten und zu leben als ein lebendiger Ausdruck des EINEN SEINS.

Herzlich, Kurt Tepperwein

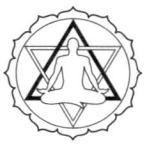

VORWORT

Als ich von einer Indienreise zu den Heilbehandlungen in der Heilerschule von meinem Vater Pjotr und Anne kam, war ich von der ungewöhnlichen Stimmung und den vielen Menschen zutiefst beeindruckt. Mein Vater war ein bekannter und beliebter Heiler geworden. Wo sonst erlebt man in Deutschland täglich eine Ansammlung von über zweihundert Heilungssuchenden? Ich war überrascht, dass es trotz zahlreicher Veröffentlichungen noch kein Buch über das segensreiche Wirken meines Vaters und die „Göttliche Aufrichtung" gab.

Die Geistige Aufrichtung nach Pjotr Elkunoviz ist eine der fundamentalen Veränderungen für das gegenwärtige Leben auf unserer Erde. In Einklang mit dem Aufgang eines neuen Lichtes in dieser Zeit stellt sie die „Göttliche Ordnung" in allen Wesen her. Sie möchte auf- und wachrütteln für die Einstimmung aller Seelen in den einen Plan zur Aufrichtung eines Zeitalters des Lichtes hier auf Erden.

Ich danke meinem Vater Pjotr Elkunoviz, der mich in die heilige Wissenschaft der „Göttlichen Aufrichtung" eingeweiht hat, von ganzem Herzen. Mit seinem Segen begann ich mit meinen geistigen Studien und Forschungen, gründete zusammen mit meiner Frau Carolin unsere Heilerschule und führe seitdem Heilbehandlungen in Europa und in Asien durch. Ich danke meinen Himmlischen Helfern für die liebevolle Führung, meinen spirituellen Meistern Sri Sathya Sai Baba und Omraam Mikhaël Aïvanhov für ihre Lehren und ihre Inspiration. Ganz besonders danke ich meiner Frau Carolin, die an jedem Kapitel dieses Buches beteiligt war. Danke auch an Anne, meiner Schwester Sharon, Tanja, Eberhard und den vielen anderen Heilern und Helfern.

Gott offenbart sich dort, wo Veränderungen sind. Jede Veränderung ist Gott. Ich widme dieses Buch allen Menschen, die „aufrichtig" sind, verantwortungsvoll handeln und so die Veränderung, die unsere Welt dringend benötigt, mitgestalten. Mögen wir eine lichtvolle Welt zeugen.

Mögen alle Menschen, ihre Kinder und ihre Kindeskinder glücklich sein. Mögen Kummer und Leid vergehen, damit jeder Mensch zu dem werden kann, der er wirklich ist – vollkommen, geistig und gesund. Möge ich mein Bestes dafür geben.

EINFÜHRUNG

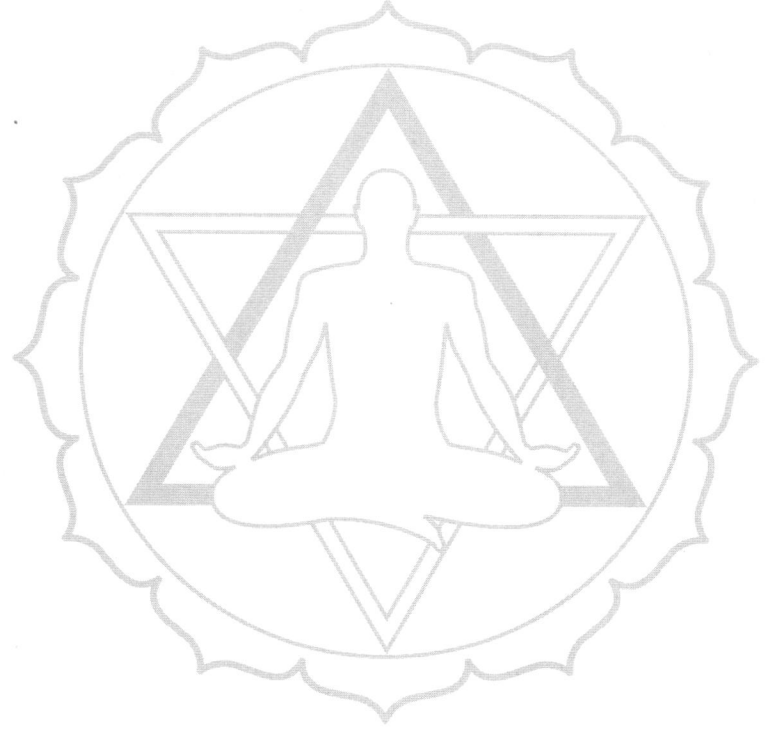

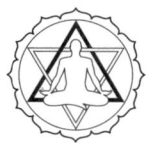

Unsere Welt schwingt noch nicht in Einklang mit der göttlichen Welt. Das Gesetz des Lebens ist Evolution, das heißt Entwicklung bis zur Vollkommenheit. Im Himmel ist alles vollkommen, alles in der „Göttlichen Ordnung". Aber hier auf der Erde müssen wir noch darauf hinarbeiten, dass die „Göttliche Ordnung" überall Einzug hält. Seit Jahrtausenden haben wir unseren Geist und Körper unbewusst verkommen lassen. Jetzt braucht es jemanden, der unsere Gesundheit wiederherstellt.

Pjotr Elkunoviz bekam die Gnade und Aufgabe der Herstellung der Göttlichen Ordnung in allen Lebewesen, die unser ganzes Leben verändert und die Geschichte der Welt. Unsere Erde steht in Verbindung mit dem physischen Körper des Menschen, auch sie wird sich wandeln. Alles wird sich durch die Göttliche Aufrichtung wandeln. Das Reich Gottes geht seiner Erfüllung entgegen. Wir erleben die Geburt einer neuen Welt.

Geistheilung ist nicht neu. Sie ist vielmehr die älteste Heilkunst der Menschheitsgeschichte, ein Beweis der wirkenden Gegenwart Gottes. Mit ihr werden seit vielen Jahrtausenden schwerstkranke Menschen geheilt. Zu allen Zeiten gab es Heiler, die sogenannte Wunder vollbrachten. „Wunder", das betonte schon der Heilige Augustinus vor 1600 Jahren, „geschehen nicht im Widerspruch zur Natur, sondern nur im Widerspruch zu dem, was wir von der Natur wissen". Aber niemals gab es eine derart präzise Darstellung der Wirkung einer intelligenten kosmischen Kraft, wie sie sich seit zwei Jahrzehnten durch die Geistige Aufrichtung erfüllt. Sie sind erfahren und von tausenden Männern, Frauen und Kindern aus vielen Ländern bestätigt worden. Der russische Geistheiler Pjotr Elkunoviz ist der Urheber und Initiator dieser Heilenergie, wie es sie zu keiner Zeit zuvor gab. Sein Geist[1] ist dem Bewusstsein unserer Zeit weit voraus. Sein Bewusstsein, von Wahrheit erfüllt, vollbringt Heilungen. Der Himmel schickt immer wieder Meister auf die Welt, um den Menschen in ihrer Entwicklung zu helfen und sie über ihre Krankheiten und Beschwerden zu erheben.

Die Herstellung der „Göttlichen Ordnung" hat den Zweck, die Menschen von der göttlichen Liebe, die Er ihnen gibt, zu überzeugen, damit ihre Hingabe zu Gott geweckt und gestärkt wird. Da Liebe formlos ist, benutzt Gott die Wunder als Zeugnis seiner Liebe. Wunder sind symbolische Verbindungen zu Gott, die jegliche Trennungen überbrücken.

Die sichtbare und beweisbare geistige Heilung durch die „Aufrichtung" an allen Wesen ist ein Quantensprung[2] in eine neue Dimension des geistigen Heilens und dient der gesamten Menschheitsentwicklung. Der österreichische Mathematikprofessor Hans Sachs[3] bekundet: „... einer der bedeutendsten Geistheiler der Gegenwart ist zweifelsohne Pjotr Elkunoviz, der unter Anwendung der „Göttlichen Aufrichtung" die Wirbelsäule allein durch die Kraft des Geistes begradigt und damit auch Krankheiten schwierigster Art heilen kann. Durch die Herstellung der „Göttlichen Ordnung" auf energetischer Ebene wird letztlich eine Heilung der Zell-Zeit-Erinnerung bewirkt und so eine neue Dimension in der Heilkraft-Aktivierung erzielt." Es geht um die Erfahrung und Verwirklichung des Sinnes und Auftrages unseres Menschseins, um Erkenntnis und Verwirklichung des göttlichen Kerns in uns, damit wir uns mit ihm verbinden

---

1 Geist ist ein vieldeutiger Begriff, was je nachdem Verstand, Intellekt, Gemüt, Seele oder Geist bedeuten kann. Geist, wie in diesem Buch immer wieder beschrieben, meint nicht den menschlichen Geist oder Verstand, sondern den göttlichen Geist als Urquelle der Heilkraft, der in den Menschen einzieht.
2 Ein plötzlicher Wechsel im Energiezustand.
3 Siehe auch Anhang

und aus ihm leben mögen. So gesehen werden wir erfahren, dass die Aufrichtung in ihrer Essenz lebendiges Brot des Geistes ist. Sie ist ein Geschenk der Liebe und des Lichtes. Sie wurde uns von Gott als Werkzeug in die Hände gegeben, um unser Schicksal zu ändern. Die Menschheit steht im Begriff, sich der Heilkräfte des Geistes bewusster als in früheren Zeiten zu bedienen. Dabei steht sie erst am Anfang einer neuen spirituellen Therapie, die einmal mehr Praktiker und Anhänger zählen wird als alle übrigen Heilweisen zusammen.

Diese Entwicklung sah auch schon C. G. Jung[4] voraus: „Ich glaube, dass Heilen auf nicht materiellem Weg, durch geistige Methoden, eine Zukunft ungeahnter Möglichkeiten hat. Und ich glaube, dass ihr Bereich allmählich über das, was wir heute zu Recht oder Unrecht, als „funktionell" bezeichnen, hinauswachsen und auch alles Organische umschließen wird. Ich sehe die Morgenröte einer neuen Zeit vor mir aufleuchten, in der man gewisse chirurgische Eingriffe, z.B. an inneren Gewächsen, als bloße Flickarbeit ansehen wird, voller Entsetzen, dass es überhaupt einmal ein so beschränktes Wissen um Heilmethoden gab. Dann wird kaum noch Raum sein für althergebrachte Arzneimittel."
Jung erhob sich über konventionelle Logik hinaus, er konnte vieles sehen, was andere noch nicht verstanden. Er erkannte, dass das Sichtbare vom Unsichtbaren abhängt, darin steckt die wahre Kraft.
„Es liegt mir fern, die moderne Medizin und Chirurgie herabzusetzen, ich hege im Gegenteil große Bewunderung für beide. Aber ich habe Blicke tun dürfen in die ungeheuerlichen Energien, die der Persönlichkeit selbst innewohnen, und in solche von außerhalb liegenden Quellen, die unter gewissen Bedingungen durch sie hindurchströmen und die ich nicht anders als göttlich bezeichnen kann. Kräfte, die nicht allein funktionelle Störungen heilen können, sondern auch organisch bedingte, die sich als bloße Begleiterscheinungen seelisch-geistiger Störungen herausstellen."

---

4 Prof. Dr. med. Carl Gustav Jung (1875-1961) weltweit bekannter Schweizer Psychiater und Psychotherapeut

Die Zukunft: „Medica mente"

Eine Heilweise, die sich darauf beschränkt, nur an der Stelle einzuschreiten, an der eine Krankheit sichtbar geworden ist, beruht nicht auf guten Grundlagen, denn der Rest des Organismus, der womöglich ebenfalls an gewissen Fehlfunktionen leidet, wird von diesen nicht befreit. Die „Geistige Aufrichtung" erfasst den ganzen Menschen, sie richtet seinen Geist auf, reinigt seine Seele und bringt ihn in Einklang mit dem Universum, damit jedes seiner Organe und jeder Bereich seines Körpers von der „Neuen Ordnung" profitiert. Durch diese Kraft der göttlichen Liebe wird die Alchemie[5] der menschlichen Transformation zustande kommen. Wir bestehen aus Materie, das ist richtig; aber nur zu einem Teil, der andere Teil ist göttlich.

Viele chronische Krankheiten brauchten nicht zu sein, wenn neben Medikamenten das „Medica mente", was in seiner ursprünglichen Bedeutung „Heilung durch den Geist" heißt, im Vordergrund stünde. Die Weltgesundheitsorganisation (WHO) definiert Gesundheit als „einen Zustand des körperlichen, mentalen und sozialen Wohlbefindens". Bei der Geistigen Aufrichtung wird genau dieser Zustand erreicht, nämlich die Herstellung der Körper-Seele-Geist-Verbindung, so dass der Mensch sich wieder in innerer Harmonie und im Einklang mit Gott befindet.

Schon in der Antike ging das Wissen um das geistige Heilen verloren, was Sokrates[6] beklagte: „Dass so viele Ärzte so wenig Heilerfolge haben, rührt daher, dass sie vergessen haben, dass der Mensch nicht nur einen Körper, son-

---

5   Innere Wandlung
6   Sokrates (469-399 vor Chr.). Eingeweihter und Erleuchteter. Der Begründer des philosophischen Idealismus, der selbst keine Zeile schrieb, aber durch seine Schüler eine weltweite Wirkung erzielte.

dern auch eine Seele hat, von der sie zu wenig wissen." Der Mensch ist mehr als das, was man zu berühren und zu sehen bekommt. Doch die heutige Schulmedizin/Wissenschaft befasst sich weitestgehend noch immer nur mit dem physischen Körper. Da sie die Seele übersieht, entgehen ihr die wesentlichen Krankheitsursachen. Wenn das Ganze krank ist, kann nicht ein Teil genesen. Wenn ein Leiden nur von außen behandelt wird, kann die äußere Erscheinung der Krankheit zwar verschwinden, die Wurzel der Krankheit bleibt jedoch bestehen. Von daher erklärt sich das Versagen so vieler Heilmittel und Methoden. Viele Menschen haben im Laufe der Jahre die Fähigkeit verloren, Verantwortung für ihren Gesundheitszustand zu übernehmen. So erwarten sie meistens bei einem Arztbesuch, dass das Symptom verschwindet. Es wird aber immer wieder auftauchen, so lange sie die Botschaft nicht verstanden haben.

Was Heilmittel mittelbar heilen, heilt der Geist unmittelbar. Es ist keine Streitfrage mehr, ob Krankheiten vom Geist her ausgelöst und geheilt werden können. Der Geist ist fähig, heilende chemische Elemente zu erzeugen. Medikamente wirken primär auf den Körper, sekundär auf die Seele, während der Geist primär auf die Seele wirkt und durch sie auf den Körper. Die Gesundheit wird mit Recht „das höchste Gut" genannt. Sie ist ein Gut, etwas Gutes, Gottgemäßes und Gottgewolltes. Gesundheit ist Ausdruck körperlich-seelischen Einklangs, der Übereinstimmung von innen und außen, der Harmonie mit den Gesetzen des Lebens und mit dem tief innerlich fließenden universellen Lebensstrom, der von der Liebe genährt wird. Für Paracelsus war der materielle Körper lediglich ein Teil des für den gewöhnlichen Betrachter zu großen Teilen nicht-sichtbaren vollständigen Körpers. Wer jedoch durch stetige Arbeit an sich selbst (innere Umwandlung) der göttlichen Erleuchtung, des göttlichen Feuers teilhaftig würde, der könne die Welt und den Menschen mit anderen Augen, d. h. „im Lichte der Natur", sehen, und nur der würde auch zum Arzt taugen.

Ich wünsche mir, dass mehr Ärzte ihren Patienten auch Lebensregeln und Übungen aufzeigen, dank derer sie in sich selbst das Gleichgewicht und die Harmonie herstellen können. Selbst wenn der Patient zu schwer erkrankt ist, wird er wenigstens die Zeit, die ihm zum Leben bleibt, in nützliche Aktivitäten investieren anstatt in schädliche Gewohnheiten. Wenn der Kranke in großer Lebensgefahr schwebt, ist das nicht der richtige Moment, ihm zu predigen, er solle seine Lebensweise ändern. Das Wesentliche ist, sich einer sinnvollen Tätigkeit zu widmen, denn nichts bleibt ohne Folgen, wenn nicht in der physischen Welt, so wenigstens in der psychischen, spirituellen Welt. Auf welche Weise der Geist Krankheiten heilt, ist völlig individuell. Es gibt Heilabläufe, die naturwissenschaftlich nicht voraussehbar sind, aber trotzdem stattfinden – nicht nur in Lourdes oder an heiligen Orten, sondern auch und vor allem in unseren Heilerschulen.

Denen, die glauben, ihnen kann nicht geholfen werden, kann hier aufgezeigt werden, dass der Weg zur Gesundheit niemandem verschlossen ist. Die Kraft der Erneuerung von innen her ist in jedem und jederzeit gegenwärtig und wird dank der „Herstellung der Göttlichen Ordnung" im Menschen zur neuen Wirklichkeit und zum Wirken gebracht. Unsere geistige Heilweise macht den Arzt nicht überflüssig, der, wie der geistige Heiler, auch Werkzeug des Geistes des Lebens ist. Die großen Ärzte und Heiler waren deshalb so erfolgreich, weil sie bewusst oder intuitiv mit dem „inneren Arzt und Helfer" zusammenarbeiteten.

Schon tausenden, auch schulmedizinisch austherapierten Menschen, mit den verschiedensten körperlichen wie geistig-seelischen Symptomen, wurde durch die Befreiung und Aufrichtung der Wirbelsäule geholfen – und das ohne Berührung des Körpers, ohne Manipulation, einzig und allein durch die Kraft der göttlichen Intelligenz. Diese noch zu keiner Zeit dagewesene Hilfe für die Menschheit geschieht, weil dies der Wille Gottes ist. Die „Göttliche Aufrichtung" ist daher das wichtigste Medikament für alle Menschen dieser Welt. Sie öffnet die Herzen der Menschen, so dass sie die wirkliche, unveränderliche Wahrheit erkennen, die eine beträchtliche Änderung der Weltanschauung, der Glaubenssätze und des Gesundheitswesens zur Folge haben wird.

Die Evolution des Bewusstseins zur Göttlichen Ordnung

„Zurück mich wölbend in mich, erzeuge ich wieder und wieder."[7]

Die Bewusstseinsentwicklung der Menschheit verläuft in periodisch wiederkehrenden Epochen. Wir stehen am Beginn, beziehungsweise am Ende zweier Zeitalter. Die Energien des Fische-Zeitalters schwächen sich langsam ab, während die des Wassermann-Zeitalters zunehmen.

Nach hinduistischer Auffassung verläuft die Geschichte der Welt zyklisch. Unser gesamtes Sonnensystem führt innerhalb eines 24.000 Jahre dauernden Zyklus einen Kreislauf um das galaktische Zentrum aus, das auch als „Sitz Gottes" oder „Sitz der Schöpferischen Kraft" bezeichnet wird.[8] Ein Zyklus ist in vier Zeitalter, auch Yugas genannt, eingeteilt: Gold (Satya-Yuga), Silber (Treta-Yuga), Kupfer (Dvapara-Yuga) und Eisen (Kali-Yuga). Dieser Kreislauf verläuft elliptisch-spiralförmig. Die planetarischen Zyklen des Makrokosmos finden ihre Entsprechung im Mikrokosmos des menschlichen Körpers und des menschlichen Bewusstseins.

Am Wendepunkt des absteigenden Bogens des Kreislaufs befindet sich das Sonnensystem am weitesten vom großen galaktischen Zentrum entfernt, und die Menschheit erreicht den Tiefststand ihrer geistigen Entwicklung, es herrscht reiner Materialismus. Dieser Bewusstseinszustand wird auch als „Einschlafen", „Dunkles Zeitalter" oder Kali-Yuga bezeichnet. Rechtschaffenheit und

---

7   Bhagavad Gita, die zentrale heilige Schrift der Hindus
8   Berechnung nach Swami Sri Yukteswar. Anderen Berechnungen zufolge dauert der Zyklus knapp 26.000 Jahre.

Tugend sind im Goldenen Zeitalter zu einem Höchstmaß verkörpert. Mit jedem folgenden Zeitalter nimmt die göttliche Ordnung um jeweils ein Viertel ab. Im Kali-Yuga ist die göttliche Ordnung schließlich nur noch zu einem Viertel vorhanden. Das menschliche Bewusstsein ist im Kali-Yuga aus der Göttlichen Ordnung gefallen und der Mensch glaubt sich von der göttlichen Quelle getrennt, was im Verlauf des Buches von mir als Hypnose bezeichnet wird. Im Satya-Yuga, so heißt es, stehe der Mensch in der absoluten Einheit mit Gott.

Die geistige Entwicklung der Menschheit vollzieht sich innerhalb des aufsteigenden 12.000-Jahre-Bogens in verschiedenen Stufen. Zunächst durchläuft sie die Epoche der Grobstofflichkeit und der Verkümmerung der Spiritualität. Dann steigt die Menschheit weiter auf und ist fähig, feinstoffliche und elektrische Kräfte wahrzunehmen und zu verstehen. In der nächsthöheren Stufe begreifen wir die Quelle der feinstofflichen Kräfte und erlangen übersinnliche Fähigkeiten, um dann in der höchsten Entwicklungsstufe Gott, den Geist jenseits der sichtbaren Welt, zu erfassen. Wenn dieser außerordentliche Entwicklungsgrad erreicht ist, entfernt sie sich von ihrem göttlichen Ursprung bis hin zu einem erneuten Tiefststand, dessen Schwingungsfrequenz jedoch höher ist als im vorhergehenden Zyklus. Mit jedem 24.000-Jahre-Zyklus nähern wir uns mehr und mehr der Göttlichen Quelle, um irgendwann mit ihr zu verschmelzen.[9]

Im Goldenen Zeitalter wird die göttliche Ordnung als Grundlage des Lebens betrachtet. Rechtschaffenheit und Tugend sind im Goldenen Zeitalter zu einem Höchstmaß verkörpert. In dem nachfolgenden Silbernen Zeitalter nimmt Gott, der im Herzen wohnt, diesen Platz ein. Im Kupfernen Zeitalter werden Glück und Sicherheit im Schoß der Familie und durch den Zusammenschluss von Freunden gesucht. Im heutigen Eisernen Zeitalter wird der Lebensunterhalt als das Wichtigste angesehen.[10]

Unser gegenwärtiges Zeitalter befindet sich noch im unteren Bereich des aufsteigenden Bogens. Rechtschaffenheit und göttliche Tugend haben zwar ihren Tiefststand durchschritten, aber noch immer sind wir aus der göttlichen

---

9 Den Heiligen Schriften der Hindus zufolge beträgt der Zyklus des gesamten Kosmos 4.300.560.000 Jahre und stellt einen „Tag der Schöpfung" dar.
10 Sathya Sai Baba spricht, Band 7, S. 229

Ordnung getreten und leben nicht in Einklang mit den geistigen Gesetzen. Dies manifestiert sich im einzelnen Menschen als Krankheit und Disharmonie, in der gesamten Menschheit als Katastrophen, Umweltzerstörungen und Kriege. Die Evolution des menschlichen Bewusstseins beginnt in jedem einzelnen Menschen selbst, indem er den Zugang zu seinem göttlichen Aspekt, seiner „Göttlichen Ordnung" findet. Dies erreicht er zum einen durch seine Bereitschaft und Hingabe, aktiv und lebenslang an seiner geistig-spirituellen Entwicklung mitzuwirken, zum anderen durch neue Energien und Geisteskräfte, die unsere Rückverbindung zur göttlichen Quelle beschleunigen.

Es gibt in jedem Zeitalter außergewöhnliche Menschen, deren Bewusstsein ihrer Zeit weit voraus ist und die erfassen können, was der Menschheit noch nicht verständlich ist. Sie können Kräfte und Energien aus kommenden Zeitaltern wie ein hochsensibler Empfänger früher empfangen und sogar weitergeben.

Der Geistheiler Pjotr Elkunoviz steht in diesem höheren Bewusstsein, und die Geistige Aufrichtung ist so eine neue, nie da gewesene Kraft des Geistes. Sie vollzieht sich nicht auf der momentan dominierenden horizontalen, zeitgebundenen Ebene der Materie, sondern wirkt aus einer höheren raum- und zeitlosen Dimension, die uns den vertikalen Zugang zu uns selbst, also unseren inneren Weg zu Gott, ebnet. Diese Kraft ist es, welche die „Göttliche Ordnung" in uns herstellt. Sie ist ein Weckruf im Schlaf unserer Göttlichkeit und verschafft jedem Menschen, egal wo er in seiner Entwicklung steht, einen multidimensionalen Bewusstseinsvorsprung. Das ist ein bedeutendes Ereignis in der Menschheitsgeschichte. Es ist die Aufgabe jedes Einzelnen, diesen Vorsprung zu bewahren und auszubauen, indem er göttliche Tugenden – wie Liebe und Rechtschaffenheit – lebt und verbreitet. In der Aufrichtung der Menschen aus der Dunkelheit und Unwissenheit liegt ein tiefgreifender Paradigmen-Wechsel. Durch die spirituelle Transformation der Menschen entsteht eine neue „aufrichtige" und friedvolle Generation, welche die Evolution des Bewusstseins zum Wohle der gesamten Menschheit maßgeblich prägt und in das Goldene Zeitalter führt.

Bislang ist beim Menschen nur ein winziger Bruchteil der potenziellen göttlichen Fähigkeiten aktiviert. Durch die Aufrichtung des Geistes und der Begradigung des Körpers können Kräfte seines Selbst entfesselt werden, so dass die Illusion von Raum und Zeit übersprungen wird und er Dinge bewirkt, die den physischen Sinnen als Wunder erscheinen, ohne es zu sein. Die „Göttliche Aufrichtung" ist ein Weg der Evolution des Bewusstseins und ein Beweis für die Existenz der Intelligenz in jedem Lebewesen. Sie trägt reines Licht und reine Liebe als Grundfrequenz in sich. Wenn diese Frequenz also alle unsere Zellen durchdringt, durchströmt und durchgeistigt, werden genau diese göttlichen Tugenden freigesetzt.

Die Göttliche Ordnung

Wo das göttliche Gesetz (dharma)[11] eingehalten wird, da ist Gott. Die göttliche Ordnung ist die Grundlage für das Wohlergehen der Menschheit. Sie ist die für alle Zeiten geltende Wahrheit. Die Heiligen Schriften der verschiedenen Religionen verkünden die Herrlichkeit dieser göttlichen Ordnung. Sie wird den Menschen ausführlich in ihrer eigenen Sprache erklärt.

Für die Buddhisten ist Dharma die Bezeichnung für die Gesamtheit der buddhistischen Lehren. Sie beschreiben ein universelles Weltgesetz und zugleich den Weg, mit diesem Gesetz in Einklang zu leben. Bei den Hindus bedeutet Dharma, in Worten das auszudrücken, was man denkt und entsprechend diesen Worten zu handeln. Diese Einheit von Gedanken, Worten und Taten ist Dharma – rechtes Handeln.

Das göttliche Gesetz (dharma) erfordert die Übereinstimmung von Gedanke, Wort und Tat. Es reinigt und befreit von Habgier und Hass. Was immer wir mit Hingabe und Verehrung tun, entspricht der göttlichen Ordnung und führt

---

11 Das Sanskritwort „Dharma" beschreibt ein universelles Weltgesetz und zugleich den Weg, um mit diesem Gesetz in Einklang zu leben. „Dharma" leitet sich her von der Wurzel „dhr", das bedeutet "tragen". Dharma ist das, was getragen wird.

uns zur Selbstverwirklichung. Schon Sokrates lehrte die Kunst rechten Denkens und Tuns als Selbst-Erkenntnis: „... weil der, der weiß, was er ist, auch weiß, was er soll, und fähig ist, durch rechtes Denken und rechtes Handeln zur Sinn-Erfüllung seines Lebens zu gelangen." Weil er selbst von innen her geführt war, wurde Sokrates zum Weisheitslehrer. Das Leben eines spirituellen Menschen sollte auf die Heiligung jedes seiner Worte, Gedanken und Taten ausgerichtet sein, denn diese Haltung führt ihn Schritt für Schritt der Selbstverwirklichung entgegen. Wer ihr zuwiderhandelt, wird von Sorgen, Ängsten und Unruhe heimgesucht. Wenn nicht der Glanz dieser Ordnung die menschlichen Beziehungen erleuchtet, ist die Menschheit zum Leiden verurteilt.

Gott ist die Verkörperung seiner ewigen Gesetze; nur wer sie einhält, kann seine Gnade gewinnen. Sie sind von ihm ausgegangen und werden für immer von ihm beschützt. Er ist das göttliche Gesetz! Gott erschuf dieses Universum aus seiner eigenen Initiative, und er stellte verschiedene Regeln für seine Erhaltung und einen reibungslosen Ablauf auf. Für das korrekte Verhalten jedes Wesens gab es Regeln. Diese stellen die göttliche Ordnung dar. Alles, was dem Wechsel unterworfen ist, ist nicht wirklich die höchste göttliche Ordnung. Diese verändert sich nicht, sie ist ewiges, unveränderliches Gesetz, sie ist Wahrheit.[12]

Die sieben Facetten der göttlichen Ordnung sind zu allen Zeiten vorhanden, sei es im Goldenen, Silbernen, Kupfernen oder Eisernen Zeitalter. Jedoch kennt jedes Zeitalter bestimmte spirituelle Übungen. Im Goldenen Zeitalter zum Beispiel ist die Meditation die geeignetste Übung, im Silbernen Zeitalter ist es der rituelle Gottesdienst und im Eisernen Zeitalter ist es die Wiederholung des heiligen Namens Gottes.

So wie im Goldenen Zeitalter auch der Einfluss des Eisernen Zeitalters präsent ist, so ist auch in unserem gegenwärtigen Eisernen Zeitalter der Einfluss des Goldenen sowie der anderen Zeitalter bemerkbar. Deshalb gibt es auch in diesem Eisernen Zeitalter Menschen, die den Weg der Meditation einschlagen, solche, die sich mehr Bußübungen hingeben, und solche, die den rituellen Gottesdienst pflegen. Umgekehrt gibt es auch im Goldenen Zeitalter Menschen, die als Übung ständig den Namen des Herrn wiederholen. Aber die

---

12 Sathya Sai Baba - Sommersegen in Brindavan, Band 1

grundlegenden Übungen hängen vom allgemeinen Charakter und dem Tenor der Zeiten ab. Die verschiedenen spirituellen Übungen geben der göttlichen Ordnung verschiedene Gesichtszüge, doch hinter diesen Gesichtszügen lebt dieselbe Göttliche Ordnung unverändert weiter. „Die Wahrheit wird sich nie verändern. Wahrheit ist immer eine, nicht zwei."

Die Zeitalter werden auf der Grundlage der vorherrschenden mentalen Rolle klassifiziert. Die Eingeweihten sagen, dass die göttliche Ordnung im Goldenen Zeitalter auf vier Beinen umherläuft, glücklich und sicher. Im Silbernen Zeitalter hat die göttliche Ordnung nur drei Beine, während sie im Kupfernen Zeitalter auf nur zwei Beinen umherwanken muss! Im gegenwärtigen Eisernen Zeitalter hat die göttliche Ordnung – dieser Klassifikation entsprechend – nur ein Bein. Die vier Beine sind Wahrheit, Mitgefühl, Buße und Güte. Wenn jemand alle vier besitzt, kann man von ihm sagen, dass er sich im Goldenen Zeitalter befindet, um welches Zeitalter auch immer es sich nach dem Kalender handeln mag. Wenn Wahrheit im Menschen nicht fest verankert ist, er aber die anderen drei Eigenschaften besitzt, befindet er sich im Silbernen Zeitalter. Wenn Wahrheit und Mitgefühl fehlen, dafür jedoch Buße und Güte vorhanden sind, kann man von Menschen dieser Kategorie sagen, dass sie sich im Kupfernen Zeitalter befinden. Wenn indessen von den vier nur Güte übrig bleibt, ist das so, als ob die göttliche Ordnung auf einem Bein stünde, und der Mensch, der an Güte festhält, befindet sich im Eisernen Zeitalter, selbst wenn er nach dem Kalender im Goldenen lebt. Die Zeitalter verändern sich nur mit der Veränderung der göttlichen Ordnung, nicht durch den reinen Lauf der Zeit.[13]

So bestimmt also die göttliche Ordnung, um welches Zeitalter es sich handelt. Man kann sich immer im Goldenen Zeitalter befinden, wenn man alle vier Qualitäten der göttlichen Ordnung besitzt. Es ist das Verhalten des Menschen, das den Lauf der Geschichte zum Guten oder Schlechten wendet und das Goldene Zeitalter in das Eiserne Zeitalter verwandelt oder umgekehrt.[14]

Das gegenwärtige Eiserne Zeitalter wird in den Heiligen Schriften als unvergleichlich günstig für die Transformation des Menschen gepriesen, denn

---

13 Sathya Sai Baba - Mensch und göttliche Ordnung
14 Sathya Sai Baba - Die göttliche Urordnung

er kann nun das höchste Ziel erreichen. In der Geistigen Aufrichtung liegt der Schlüssel zur Veränderung. Gott ist dort, wo die Veränderung ist. Die Veränderung ist Gott; denn der Herr ist dort, wo das rechte Handeln ist.

> *„Wo Rechtes Handeln im Herzen wohnt,*
> *da zeigt sich Schönheit im Charakter.*
> *Wo Schönheit im Charakter ist,*
> *da ist Harmonie im Hause.*
> *Wenn Harmonie im Hause ist,*
> *dann herrscht Ordnung in der Nation.*
> *Wenn Ordnung ist in der Nation,*
> *herrscht Friede in der Welt."*
>
> – Sathya Sai Baba –

WAS IST DER MENSCH?

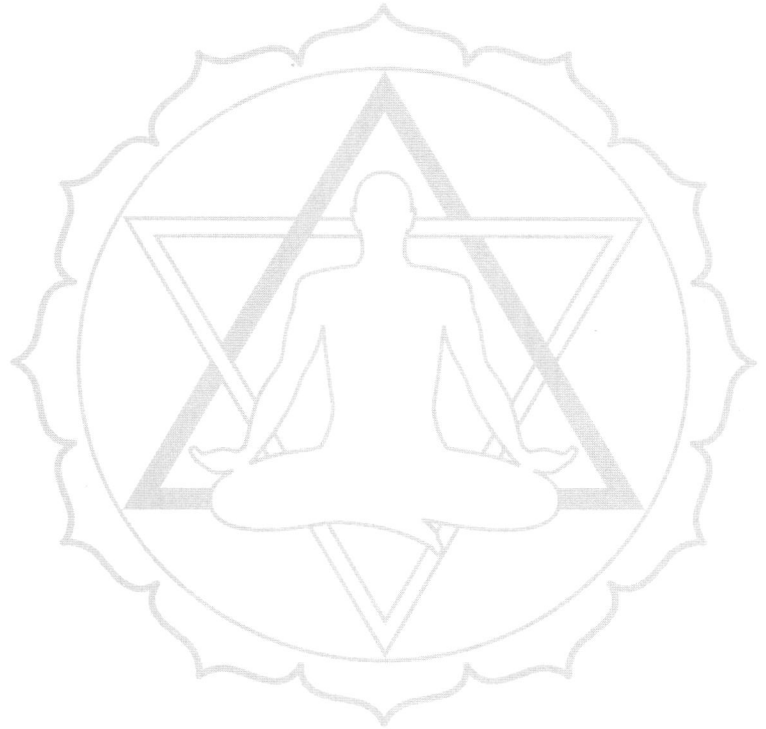

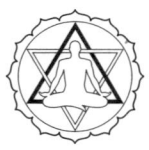

*„Gott hat den Menschen
nach seinem Ebenbild erschaffen."[15]*

Sein Kind, der Mensch, trägt die göttlichen Aspekte der Liebe, des Friedens und der Harmonie in sich. Gott ist Geist und als solcher dem Geist in uns, unserem Selbst, prinzipiell zugänglich. Alle Religionen bekunden übereinstimmend: Der Geist in uns ist der „Atman" der indischen, das „Tao" der chinesischen und der „Christus" oder „Gott in uns" der abendländischen Mystik.

In jedem Menschen ist das Höchste allezeit lebendig und gegenwärtig. „Tat twam asi: Alles, was lebt und ist, bist Du selbst." Das ist der Sinn aller Religionen. Die Wieder-Verbindung mit dem Göttlichen in uns bedeutet: Erwachen im Göttlichen Universum. Gott in Dir, ist Dir näher als Dein Atem.

Gott ist überall und in allem. Die ganze Schöpfung ist von Ihm und Er ist in der Schöpfung.[16] Alles ist aus Gott hervorgegangen und alles kehrt zu Gott zurück. Alle Dinge haben einen Anfang und ein Ende, außer diese eine göttliche Quintessenz. Gott ist in uns und gleichzeitig ist Gott in einem neunundneunzig Millionen Lichtjahre entfernten Spiralnebel. Das Licht benötigt mit seiner Geschwindigkeit von 300.000 km/sec. neunundneunzig Millionen Jahre, um von dort zu uns zu gelangen, während Gott hier wie dort allgegenwärtig und allwirksam ist. In Wirklichkeit gibt es nur eine Welt, ein Bewusstsein. Dazwischen herrschen Gesetze oder Begrenzungen wie Raum und Zeit, Religion, Tradition, Glaubenssätze und Trennungen, bis hin zu Mann und Frau.

In der für Menschen sichtbaren physischen Welt sind Gesetze von Raum,

---
15 1. Mose 1,26,27
16 Ausspruch von Sathya Sai Baba, Sai-Lehren

Zeit und Körperlichkeit vorherrschend. Hier gibt es keinen Gott, der uns ständig beobachtet, abmahnt oder lobt, denn hier wirken die Geistigen Prinzipien wie das Prinzip der Resonanz, Ursache und Wirkung, Dankbarkeit und noch viele weitere.

In der Kausalwelt, im „Reich Gottes", gibt es weder Raum noch Zeit, keine Krankheit und keine Ursache für Krankheit. Hier ist alles Eins, unendliche Bewegung und Ruhe, Millionen Lichtjahre voneinander entfernte Sternensysteme sind einander näher als Dein Atem, alles ist vollkommen.

Die metaphysische Welt ist das Reich der hierarchisch gegliederten schöpferischen und schaffenden Wesenheiten und Energien, deren steuerliche Tendenzen sich in der physischen Welt ordnend, die Harmonie erhaltend und die Gottentfaltung fördernd auswirken. Hier ist die Quelle der Inspirationen, Intuitionen und Erleuchtung. Diese Welten stehen in ständiger Wechselwirkung, so wie auch unser Körper-Seele-Geist-System. Durch unseren Körper gehören wir der physischen Welt an, durch die Seele der metaphysischen Welt und durch den Geist der göttlichen Welt. Würde der Mensch sich dessen bewusst werden, wären seine Gedanken- und Willensimpulse allgegenwärtig und allwirksam. Solange der Mensch sich nur der physischen Kräften bedient, bleibt er unwissend und beschränkt und unterliegt der Ursache und Wirkungskette von Ärger, Sorge und Krankheiten.

Gott schuf alles, was geschaffen ist, und alles, was Gott schuf, war gut.[17] Etwas, das Gott nicht schuf, wurde nicht geschaffen. Wenn wir einen Körper haben, so machte Gott diesen Körper, und er muss aus der Substanz Gottes gemacht sein – vollkommen, geistig und harmonisch. In dem von Gott geschaffenen Körper kann es also keine Ursache für Krankheit, Trennung oder Disharmonie geben und auch keine Auswirkung als Krankheit, Schmerz oder Disharmonie.

Der menschliche Organismus ist ein Mikrokosmos, der genau nach dem Bild des Universums, des Makrokosmos, gestaltet ist. Gott hat in jeden Menschen einen Keim, einen Samen, ein Modell der Vollkommenheit hineingelegt. Diese Vollkommenheit können wir nur deshalb nicht wahrnehmen, weil

---
17 Siehe 1. Mose 1,31

unsere dichteren Körper uns wie Nebel die Sicht zu unserer Höheren Natur versperren. Somit glauben wir uns getrennt von Gott und leben im Trugbild[18] der Dualität.

Alle Krankheiten und Beschwerden haben also ihren Ursprung im Bewusstsein und Unterbewusstsein jedes einzelnen Menschen und im kollektiven Menschheitsbewusstsein. Alles andere sind die Folgen, die Auswirkungen. Unsere Lebensumstände und die globalen Verhältnisse werden von den individuellen und kollektiven, reaktiven und proaktiven Handlungen jedes Menschen geprägt. Der Zustand der Welt ist die Summe der menschlichen Interaktionen, genauso ist der Mensch zu jeder Zeit die Summe seiner Gedanken, Gefühle und Handlungen. Auf einer höheren Schwingungsebene sind wir alle miteinander verbunden, mit unseren Freunden ebenso wie mit unseren Feinden, mit den Tieren, den Pflanzen und Mineralien.

Daher spreche ich in diesem Zusammenhang von einem kollektiven Missverstehen der Wirklichkeit, einer Allgemeinhypnose, die bereits mit der Empfängnis im Mutterleib angelegt wird. Achtundsiebzig Prozent der Weltbevölkerung leben auf einer sehr niedrigen Bewusstseinsebene, lediglich vier Prozent der Menschheit erreichen jemals die Ebene der bedingungslosen Liebe.[19] Eine Wolke der Unwissenheit umhüllt unseren Geist und schafft Blockierungen im Bewusstsein, wenn wir geboren werden. Wir glauben arglos alles, was man uns sagt. Wir vergessen vollständig unsere wahre Identität und unterliegen immer mehr dem allgemeinen Einfluss des kollektiven Trennungsbewusstseins. Sinnliche Verlockungen weltlicher Bindungen in Form „falscher" Denk- und Gefühlsmuster treffen den einen dann als Krankheit, den anderen als Leidenschaft oder Krise.

Wir alle sind nach dem „Ebenbild Gottes" geschaffen. Alle Eigenschaften, die Gott besitzt – Bewusstsein, Vernunft, Willen, Gefühl, Liebe – besitzt auch der Mensch. Aufgrund dieser Eigenschaften kann man behaupten, dass wir

---

18 Die Hindus bezeichnen das Trugbild auch als Maya (Illusion, Scheinwelt); ein Bewusstseinsphänomen, das Ergebnis einer mangelhaften Wahrnehmung; denn die Welt ist in ihrem Inneren göttlich, eine Einheit; das begrenzte Bewusstsein hingegen bindet an den Aspekt der Vielfalt oder Dualität. Maya kann nicht durch eigene Anstrengung überwunden werden.
19 Aus Forschungsarbeiten von David R. Hawkins

alle nach dem „Ebenbild Gottes" geschaffen sind, und unser Seinsauftrag lautet: „Seid vollkommen, wie euer Himmlischer Vater vollkommen ist." Nicht vollkommen zu *werden* lautet der Auftrag, sondern vollkommen zu *sein*; und vollkommen zu sein bedeutet, aus der Illusion des Trugbildes des Getrenntseins zu erwachen und zur inneren Einheit mit unseren göttlichen Aspekten zurückzufinden. Es bedeutet zu erkennen, wer ich wirklich bin. Das Wirken der Geistigen Aufrichtung ist hierbei einzigartig, denn aus eigener Kraft wurde das „Erwachen" bisher nur von großen Meistern und Heiligen erreicht.

Wie können wir Gott jemals sehen oder verstehen? Die Geistige Aufrichtung gibt uns die Werkzeuge, die wir brauchen, um Ihn zu erfahren, um mit Seinem Licht in Verbindung zu sein. Wir kehren das Licht, das wir bereits als schlummerndes Potenzial in uns tragen, nach außen.

Die niedere und höhere Natur des Menschen

Bisher sind nur wenige Gelehrte auf die Frage der beiden Naturen eingegangen, die jeder von uns in sich trägt – die niedere tierische Natur und die hohe Gottnatur, die in uns allen noch schlummert. Die menschliche und göttliche Natur sind mit dem gleichen Handlungs-, Empfindungs- und Denkvermögen ausgestattet, wirken jedoch auf unterschiedlichen Schwingungsebenen. Der physische, der astrale und der mentale Körper entsprechen der niederen menschlichen Natur. Kausal-, Buddhi- und Atman-Körper bilden die höhere göttliche Natur.

Alle diese Körper sind bewegliche Energiefelder, wovon jedes auf einer bestimmten Frequenz schwingt und Energiewellen aussendet. Diese Naturen, Hüllen oder Körper des Menschen sind in vielen Traditionen bekannt.

Die physische Ebene ist Sitz der Knochen, Drüsen, des Nervensystems sowie der Hohl- und Speicherorgane. Sie besteht aus unzähligen einzelnen Zellen, die sich durch ihre eigene Individualität und Chemie auszeichnen. Der physische Körper stellt den Willen auf der materiellen Ebene dar und ist mit dem Atman-Körper verbunden, der den göttlichen Willen verkörpert.

Ein feiner Energiekörper aus pulsierenden Lichtwellen umhüllt den physischen Körper. Über diesen ätherischen Körper empfangen und übermitteln wir energetische Strahlungen und Schwingungen jeglicher Art. Er ist Sitz der feinstofflichen Organe und Energiebahnen und versorgt den physischen Körper mit Lebensenergie. Auch die Mehrheit der karmischen Muster sind im Ätherkörper gespeichert.

Der Astralkörper, auch Emotionalkörper genannt, stellt die Empfindungsseele des Menschen dar und ist mit dem Buddhi-Körper verbunden, der die göttliche Liebe verkörpert. Er ist der Sitz der persönlichen, auch egoistischen Wünsche, der Triebe und Begierden, unserer Emotionen und unseres ich- und weltbezogenen Denkens. Seine Farbstrahlung spiegelt die persönlichen Gefühlsschwankungen wider.

Der Mentalkörper speichert alle Gedanken und schöpferischen Ideen. Er ist das, was der Mensch tatsächlich ist, nicht, was er vorgibt zu sein. Von Gautama Buddha stammte das bekannte Zitat: „Alles, was wir sind, ist das Ergebnis dessen, was wir dachten." Die Mentalebene ist auch der Sitz unserer höheren Fähigkeiten und Talente. In ihr liegen die Keime all unserer schöpferischen, künstlerischen, musischen und sonstigen geistigen Anlagen. Wir können mittels unseres Willens, aber auch durch automatisch ablaufende Gedankenmuster unsere Gesundheit und unsere Lebensumstände in jede Richtung beeinflussen. Der Mentalkörper ist mit dem Kausalkörper verbunden, der die göttliche Weisheit ausdrückt und auch als Ursachenkörper bezeichnet wird.

Jeder der niederen Körper steht also mit einem der höheren in Beziehung: Der physische Körper mit dem Atman, der Astralkörper mit dem Buddhi-Körper und der Mentalkörper mit dem Kausalkörper. Das Bewusstsein des Menschen stellt die Grenzlinie zwischen seinen höheren und niederen Körpern dar. Es ähnelt einer Leinwand, auf der sich die Ich-Persönlichkeit und das Höhere Selbst abbilden. Es ist das Höhere Selbst, das mit Gott eins ist, welches das niedere Selbst in uns heilt. Diese Verbindungen wieder bewusst herzustellen, ist die Aufgabe unseres Menschseins.

Die niedere und höhere Natur des Menschen

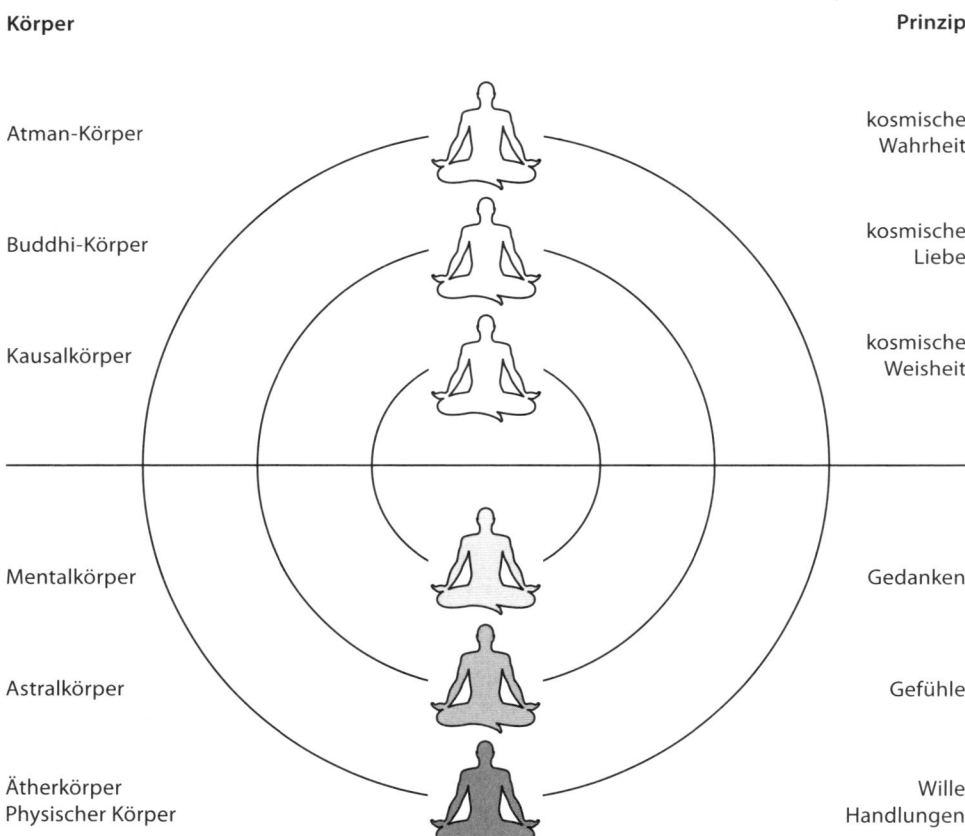

Abbildung: Jeder der niederen Körper steht mit einem höheren Körper in Beziehung. Das Bewusstsein des Menschen stellt eine Grenzlinie der zwischen der menschlichen und göttlichen Natur in uns.

Der Mensch verstrickt sich durch ichbezogenes Denken und Leben, durch Sein- und Haben-Wollen in seiner niederen Natur, der personalen Ebene, und die Verbindung zur höheren göttlichen Natur in ihm nimmt ab. Demzufolge können die Kräfte der Natur nicht so wirksam werden, wie sie von Gott gegeben sind, damit wir gesund werden und bleiben.

Der Mensch hat seine verschiedenen Körper nicht gut aufeinander abgestimmt, er lebt in inneren Konflikten und Spannungen, die von widersprüchlichen Anschauungen und Leidenschaften hervorgerufen werden, und ist daher unglücklich. Ein Teil von ihm strebt nach Güte, Licht und Rechtschaffenheit, während ein anderer Teil ihn zu Egoismus, Habgier bis hin zu Gewalt treibt. Ziel der Evolution ist jedoch die Inkarnation der höheren Körper in die ihnen entsprechenden niederen Körper. Wenn der Geist vollständig in die Materie eingezogen ist, die göttliche Natur sich im Menschen niedergelassen hat, dann ist der Mensch erleuchtet. Heilung und Reinigung entspringt immer der höheren göttlichen Natur. Aus ihr erfahren wir Intuition, Gnade und Mitgefühl. Da sich von dieser Ebene nur bedingungslose Liebe entwickeln kann, ist sie auch die einzige Ebene, aus der nur Heilung und niemals Krankheit hervorgehen kann.

Während der „Geistigen Aufrichtung" dringt die Heilenergie über die Schwelle unseres Bewusstseins. Die niedere Natur wird von den höheren Schwingungen, die reines Licht und reine Liebe als Grundfrequenz in sich tragen, durchdrungen, durchgeistigt und vervollkommnet. Jede Zelle vibriert in der Frequenz des wahren, formgewordenen Göttlichen in uns.

Die Geistige Aufrichtung stellt die Verbindung zwischen den beiden Naturen in uns her und schließt uns an den göttlichen Kraftstrom an, so dass die Ursachen für Krankheiten und Disharmonien verschwinden. Sie ist eine Veredelung des feinstofflichen und des grobstofflichen Körpers, ein natürlicher Weg der Evolution und das Fundament für die göttliche Kraft, die uns physisch, emotional, mental und spirituell nährt und erhält. Diese sieben göttlichen Hüllen, die sich weit um den Körper ausdehnen und uns mit dem Licht verbinden, erstrecken sich auch als innere Hüllen bis zu den sieben Chakras.

Daher sprechen wir bei der Geistigen Aufrichtung von einer multidimensionalen Bewusstseinserweiterung. Sie ist die Umwandlung des Bewusstseins vom Getrenntsein zum Einssein, vom Glauben an Krankheit zur Ganzheit. Wir erleben absolute Erfüllung und Einswerdung mit der gesamten Schöpfung. Diese Erfahrung ist kaum mit Worten zu beschreiben.

DIE GEISTIGE AUFRICHTUNG

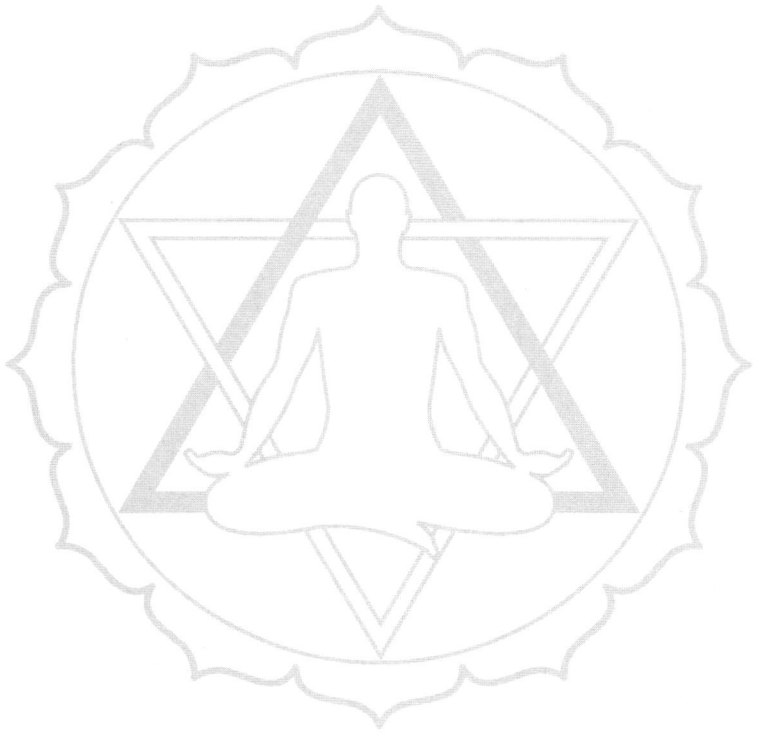

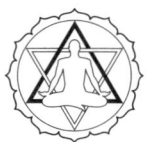

Das Wunder der Göttlichen Aufrichtung

„Die Geistige Aufrichtung ist die Herstellung der Göttlichen Ordnung. Somit wird das Fundament für eine neue Denkweise gelegt, auf der sich die Weiterentwicklung aufbauen kann. Hat der Mensch diese Gnade empfangen, dann ergeben sich in allen Bereichen Veränderungen, weil er wie an ein Stromnetz, welches zum Göttlichen führt, angeschlossen ist.

Die feine *Heilbringende Energie* durchströmt den gesamten Organismus. Die Zellen empfangen diese Frequenz, die Sinne, die Drüsen, also das gesamte System, welches den Menschen ausmacht. Mikrokosmos – Makrokosmos – Körper – Seele – Geist – Einheit. Nie mehr wird sich diese Verbindung auflösen! Von nun an gehört jeder, der diese göttliche Hilfe erfährt, zu einer neuen Menschengruppe, die sich auf den Weg zur Lichtwerdung macht."

Diese wunderschöne Botschaft über das Wesen und Wirken der Geistigen Aufrichtung nach meinem Vater Pjotr hatte Anne Hübner bereits im Jahr 1992 von der geistigen Welt als Durchsage empfangen.

Der Geist von Pjotr Elkunoviz steht in der Kraft, den Menschen über die gegenwärtige Bewusstseinsebene hinaus zu erheben. Es ist ein Aufsteigen aus dem Bewusstsein von Gut und Böse, von Ursache und Wirkung, von Raum und Zeit in die höhere Dimension, in das erleuchtete Bewusstsein, welches das Wesen Gottes wahrnimmt. In diesem Bereich befinden wir uns in einer Bewusstseinssphäre, wo Gott die einzige Ursache ist; denn Gott ist das einzige Gesetz, neben Seinem Gesetz verlieren alle anderen Gesetze an Macht und

Bedeutung. Das Bewusstsein überwindet nicht Ärger und Krankheit usw., sondern es betritt eine Ebene, wo alle diese Erscheinungen nicht vorhanden sind, weil es dort keine Ich-Persönlichkeit und keine Dualität gibt. Auf dieser Ebene herrscht ausschließlich göttliche Liebe, göttliches Leben, göttliche Ordnung, sie wirkt als neue Ursache in unser Bewusstsein hinab. Das ist Gnade. Es ist Gnade, das Licht zu finden; Gnade, das Gute zu finden; Gnade, das Heil zu finden und Gnade, Gott zu finden.

Heilung beginnt ausschließlich auf dieser göttlich-geistigen Ebene. Sie ruft das Leben herbei und wirkt von dort über die Seele in die Wirbelsäule und auf die Zellen des Körpers im Sinne einer Erneuerung, Wiederherstellung und Vervollkommnung. Nur wenn der Geist des Menschen die „Göttliche Ordnung" erfahren hat, kann der Körper „in Ordnung" kommen. Das Leben weiß, wie man im Magen, im Herzen, im Gehirn und überall im Körper Harmonie herstellen kann.

Wenn die inneren Türen dank der Aufrichtung erst einmal geöffnet sind und das Körper-Seele-Geist-System angeschlossen ist, beherrscht eine neue, kraftvolle, Heil bringende Schwingung unser Leben. Neues Bewusstsein strahlt und strömt durch jede Zelle und durch jedes Atom unseres Körpers aus. Das göttliche Bewusstsein ist in den menschlichen Zellen erwacht, so dass alle Gegensätzlichkeiten dahinschwinden und der Mensch sich als den ewigen, gesunden, lebendigen Geist erkennt.

Diese Kraft ist allgegenwärtig, allwissend und allvermögend in uns manifestiert. An Ihr teilzuhaben, sind wir alle berufen – ganz gleich ob Christen, Moslems, Juden, Jains, Hindus oder Buddhisten. Sie weiß, was dem Wohle des Menschen dient und was sie bewirken muss. Göttlichen Ursprungs, wirkt sie in unserem Wesen, in unserem Körper und darüber hinaus in die Umwelt. Sie ordnet, harmonisiert, richtet zum Besten und heilt genau in dem Maße, wie die Menschen für ihre Weisung und Hilfe offen und empfänglich sind.

Der geistige Weg von Pjotr Elkunoviz

Sein Wirken als spiritueller Meister und Heiler ist eindeutig. In der Kraft des universellen Geistes stehend, stellt der Geistheiler Pjotr Elkunoviz die „Göttliche Ordnung" in allen Wesen her.

Die zahlreichen Reportagen im Fernsehen und in den Medien über ihn vermögen das Schicksal von Menschen zu ändern, die hunderte von Kilometern entfernt leben. Manche sind von einem Augenblick auf den anderen geheilt, ohne meinem Vater je begegnet zu sein oder ihn gesprochen zu haben. Schon Tausende fühlten sich derart angezogen, dass sie sich auf den oft langen Weg nach Roth[20] machten, um die Geistige Aufrichtung mit eigenen Augen zu sehen und selber zu erleben. Sie erfahren Heilung durch die Berührung mit der Gnade Gottes.

Mein Vater Pjotr hat ein großes künstlerisches Talent, und bereits als Kind malte und modellierte er seine Mitschüler und studierte dabei ihre Körperhaltung. Er entwickelte dabei eine sehr scharfe Beobachtungsgabe für Fehlhaltungen. Er war noch sehr jung, Mitte zwanzig, als er damit begann, seine Kunstwerke zu verkaufen. Er fertigte Zeichnungen, Ölbilder, Holzschnitzereien und Tonmodellierungen an. Die Figuren gaben immer auffällige Asymmetrien und Verformungen der Menschen wieder. In den Sommermonaten begleitete ich meinen Vater oft frühmorgens nach Nazareth, wo er seine Werke ausstellte. Auch später, in Deutschland, Anfang der achtziger Jahre, zeichnete er, wann immer er Zeit fand. Meine Mutter, meine Schwester Sharon und ich wurden über die Jahre an den Wochenenden zahlreich von ihm portraitiert. Es machte ihm auch Freude, seine Arbeitskollegen zu beobachten und sie in den Pausen

---

20 Roth im Bundesland Rheinland-Pfalz

zu zeichnen. Jeder von ihnen hatte auffällige Merkmale – wie asymmetrische Gesichtshälften, unterschiedlich hohe Schultern, Buckel oder Hohlkreuz, die er etwas überzeichnet als Karikatur wiedergab. Die Kollegen freuten sich über ihre Zeichnungen. Schon damals entwickelte sich in ihm das starke Verlangen, den Menschen helfen zu können.

Sichtbare physische Auswirkungen von Blockierungen und Disharmonien liegen stets offen vor unseren Augen. Ärzte sprechen jedoch von „Normalität", denn praktisch jeder Mensch ist von Beckenschiefstand und Beinlängen-Unterschieden betroffen. Pjotr dagegen bezeichnet dies als eine Volkskrankheit, die es unbedingt in „Ordnung" zu bringen gilt.

Mein Vater verfügte über ein starkes Verlangen, die unsichtbaren Aspekte des menschlichen Körpers zu erforschen und zu meistern. Er studierte indische Bücher, mit deren geistigen Meditations- und Atem-Techniken er experimentierte. Ohne Anleitung hatte er sich jeden Morgen um halb vier Uhr früh komplexen Yoga-Körperübungen unterworfen. Kurz nach sechs fuhr er dann zu seiner Arbeitsstelle, wo er als Werkzeugmacher zehn Stunden an der Werkbank stand.

Im Winter 1989 blieb mein Vater eines Tages nach der Yoga-Praxis auf dem Boden liegen. Er klagte über starke Rückenschmerzen und konnte sich nicht mehr bewegen. Die ärztliche Diagnose lautete Abnutzung der Wirbelsäule infolge eines Beckenschiefstandes, und sie prognostizierten ihm „lebenslange Schmerzen" und Arbeitsunfähigkeit. Das wollte Pjotr aber nicht einfach so hinnehmen. Auch eine Operation kam für ihn nicht in Frage, er war noch keine vierzig. Er suchte weitere Ärzte, Heilpraktiker und Physiotherapeuten auf, aber auch sie blieben erfolglos. Gerade die Tatsache, dass man meinem Vater schulmedizinisch wie alternativ nicht mehr helfen konnte, führte ihn zu Gott. Er betete Tag und Nacht, und das neun Monate lang, um Hilfe und Führung. Dabei griff Pjotr jeden Impuls auf, folgte ihm und begann mit seinen intensiven Forschungen auf dem Feld des geistigen Heilungswesens.

Dieses Studium des geistigen Heilens ließ ihn erkennen, dass Medikamente, Massagen oder das Einrenken der Wirbelsäule nur äußere Methoden sind, die keine dauerhafte Hilfe bieten, da die tiefer liegenden seelisch-geistigen

Ursachen unberührt bleiben. Sie sind wirkungslos, wenn es sich um einen Beckenschiefstand mit Beinlängen-Unterschied oder einen Bandscheibenvorfall handelt. Mein Vater entdeckte, dass die bereits in der vorgeburtlichen Zeit entstandenen disharmonischen Energien Blockaden an der Wirbelsäule bilden. Sie stören die gesamte körperliche Funktionalität sowie Seele und Geist, was zu den verschiedensten Krankheiten führen kann. Viele Störungen haben ihren Ursprung in der Disharmonie, die im inneren Leben des Menschen entsteht. In der Erkenntnis dieser Zusammenhänge fand er die Erklärung für seinen eigenen Leidensweg, der durch den Beckenschiefstand, die schmerzende Wirbelsäule und die daraus resultierenden Stimmungsschwankungen über Jahre hinweg geprägt war.

„Und ich, wenn ich erhöht werde von der Erde, will ich sie alle zu mir ziehen."[21]

Israel war sieben Jahre unsere Heimat, und mein Vater beschloss eines Tages, wieder einmal dorthin zu reisen. Im Oktober 1990 besuchte mein Vater spirituell bedeutende Orte, darunter auch eine heilige Stelle in Jerusalem. Seine Nichte sagte zu ihm, er solle einen Wunschzettel an der Klagemauer ablegen. Doch mein Vater hatte keine Wünsche. Sie erklärte, dass jeder, der zur Klagemauer kommt, einen Wunsch auf einen Zettel niederschreibt und bedrängte ihn so lange, bis er Folgendes, was tief aus seinem Herzen kam, aufschrieb: „Ich wünsche mir Gesundheit für alle Menschen dieser Welt, die in Not sind. Ich wünsche mir Frieden für die ganze Welt."

Er hat nichts für sich persönlich gewünscht, sondern nur das Beste für das Wohlergehen aller Menschen. Er hatte alles. Er war mit sich und unserem Leben, trotz seiner Krankheit, zufrieden. Nachdem er einige Schritte auf dem Platz vor der Klagemauer umherging, veränderte sich plötzlich die ganze At-

---
21 Joh. 12,32

mosphäre um ihn herum. Er empfing eine starke Licht-Initiation, in der ihm der Zutritt zu Höchstem Wissen offenbart wurde. Nach langen Monaten des Suchens nach Heilung erhob sich sein Geist auf die Höheren Ebenen des Himmels.

„Wie ich später rekonstruierte, wurde ich von einem starken Lichtstrom überwältigt. Erst umhüllte Er mich, dann drang Er in mich ein! Ein Schleier lichtete sich vor meinen Augen, und es offenbarten sich mir die klarsten Bilder aus Vergangenheit, Gegenwart und Zukunft – und das alles auf einmal, sozusagen mehrdimensional. Ich empfing klare Informationen, die höchstes Wissen beinhalteten, was ich aber zu jenem Zeitpunkt noch gar nicht zuordnen konnte. Dannach sah ich Gott, ja, ich sah Gott. Für mich war es Gott. Er sprach zu mir und sagte, dass ich auserwählt sei, das spirituelle Wissen in die materielle Welt zu integrieren. Ich nickte, auch wenn ich nicht wirklich wusste, was Er damit gemeint hatte. Trotzdem: Nach diesem Erlebnis fühlte ich mich erleichtert und befreit von aller Last, die ich mir in meinem bisherigen Leben aufs Kreuz geladen hatte. Es drang ein unbeschreibliches Freiheitsgefühl in mich hinein und ich wusste, dass ich von diesem Augenblick an von Gott geführt wurde. In mir war die Sicherheit geboren, dass es wirklich so ist und für immer so sein wird!"

Pjotr spürte diese mächtige Kraft in sich, die nur zum Guten verwendet werden konnte. Zurück in Deutschland, empfing er durch eine weitere Einweihung die „Göttliche Aufrichtung" an sich selbst, dank derer er sofort von Schmerzen befreit und geheilt wurde. Danach sprach Gott wieder zu Pjotr: „Von Mir bist Du und zu Mir kommst Du wieder zurück. An Deinem Wirken werden die Menschen Mich erkennen, denn Du bist die Bestätigung Meiner."

Pjotr verstand erst nach und nach die überwältigende Gnade, die ihm mit diesem Erlebnis zuteil wurde. Das war das Bündnis auf allen Ebenen zwischen ihm und Gott: „Auf dass Du erkennst, dass ich Gott bin." Das war seine Verwandlung vom Werkzeugmacher zu einem Werkzeug Gottes, der ihm den Schlüssel in die Hand gab, die Lebens-Matrix sowie den genetischen Code bei allen Lebewesen heilbringend zu verändern. Er empfing die Kraft, die Ursachenkette der seelisch-geistigen Konflikte durch seine Heil-Initiation aufzulockern, um somit die „Göttliche Ordnung" im Menschen herzustellen. „Ich habe die Prophezeiung empfangen, dass ich den Menschen in der ganzen Welt helfen werde. Ich werde sie heilen, ermutigen, Hoffnung wecken und ihnen die geistigen Gesetze lehren. Das wird mein Lebenswerk sein!"

Sein Gesicht und sein ganzer Körper strahlten diese Kraft aus. In den kommenden Wintermonaten ließ mein Vater den Wintermantel in der Garderobe hängen. Er erzählte uns von einer starken, nie da gewesenen Hitze in seinem Körper, so dass er den ganzen Winter über nur ein langärmliges Hemd trug. Sein gesamter Organismus wurde umstrukturiert und verfeinstofflichte sich. Das Nerven- und Chakra-System, alles musste sich der erhöhten Energieschwingung, die sich nun bei der „Herstellung der Göttlichen Aufrichtung" freisetzte, anpassen.

Er erlernte Reiki[22], um mit dieser übermäßigen Hitze und Energie in sich besser umgehen zu können und mehr über das Lenken von Lebenskraft zu erfahren. Die starke Entschlossenheit hat ihn bis zum Reiki-Meister und Lehrer-Grad vorangetrieben.

Pjotr wollte das Geschenk der Göttlichen Aufrichtung auch an andere Menschen weitergeben. Er behandelte zunächst seine Kollegen im Betrieb. Nach der Arbeit begradigte er ihre Familienmitglieder bei uns zu Hause, in einem von ihm mit viel Liebe ausgebauten und eingerichteten Raum, bis spät in die Nacht hinein. Immer mehr Menschen suchten ihn wegen jeglicher Beschwerden und Symptome auf. Sie sagten: „Gott hat uns geschickt!" Und da wusste mein Vater, dass es so ist, und die Menschen wurden von ihm geheilt!

Pjotr erkannte, dass im vorgeburtlichen Zustand Gesetz und Ordnung unbedingt notwendig sind, damit ein gesundes Kind zur Welt kommen kann. So sind auch Gesetz und Ordnung im Geist und Körper des erwachsenen Menschen notwendig, damit die Gesundheit erhalten oder wiederhergestellt werden kann. Seit seiner eigenen erfolgreichen Selbstheilung weiß er, dass diese einzigartige göttliche Gabe seine Lebensaufgabe ist.

---

22 Reiki-System der natürlichen Heilung nach Dr. Mikao Usui. Das Wort „Reiki" setzt sich aus zwei Silben zusammen. „Rei" bedeutet allumfassend, universal. „Ki" ist die Lebenskraft, die in individueller Form durch alles fließt. Reiki ist jedoch nicht die Begradigungsenergie. Es ist nicht möglich, mit Reiki die Geistige Aufrichtung zu bewirken.

Schon damals war ich mir bewusst, dass dies ein wirklich außergewöhnliches Vorhaben war. Seine gute Verfassung und Gesundheit wurden durch die vielen Behandlungen nie beeinträchtigt. Sie schärften seinen Geist und seine Empfindsamkeit und verstärkten seinen Willen und den Wunsch, noch mehr Menschen auf der ganzen Welt über die Geistige Aufrichtung in die Göttliche Ordnung zu bringen. Wir wohnten während dieser Zeit in einem Haus und doch sah ich meinen Vater aufgrund der vielen Heilbehandlungen die nächsten Monate selten. Ich studierte Grafikdesign und gestaltete mit ihm seine erste Broschüre „Das Kreuz mit dem Kreuz". Eines Tages kam eine Frau zur Behandlung, deren spirituelle Entwicklung und Schulung in allen Bereichen eine ähnliche war wie die meines Vaters. Sie wurde ebenfalls durch eigenes Leid zu einer neuen, höheren Lebensaufgabe geführt und wurde zum hellsichtigen Heil-Medium. Das war Anne Hübner, die Seelenpartnerin von Pjotr. In dieser seelischen Ergänzung brannten ihre Herzen danach, den Menschen zu helfen, wie Anne heute sagt.

Sie wurden liebevoll von alten familiären und beruflichen Bindungen befreit. Aus tiefer Dankbarkeit, der Botschaft von Jesus Christus „Heilet die Kranken" folgend, gründeten Anne und Pjotr 1995 ihre Heilerschule in Roth und wurden zu Pionieren des geistigen Heilens der „Neuen Zeit". Die Zwei, wie sie liebevoll von vielen Hilfesuchenden genannt wurden, reisten in die deutschsprachigen Länder, nach Frankreich, Spanien und Italien.[23] Im unermüdlichen Einsatz, im Dienst am Nächsten und dessen ganzheitlicher Heilwerdung, erfüllten sie ihre Arbeit mit all ihrer Liebe. Durch das erfolgreiche Wirken bekannt geworden, erhielten sie eine Einladung zum weltgrößten Heiler-Kongress auf den Philippinen, wo sie hunderten Menschen durch die Begradigung halfen. Über die Heilarbeit berichteten Fernseh-Sender und Zeitungen. Eine fachkompetente Beurkundung und Anerkennung seiner Befähigung auf Lebzeiten wurde Pjotr vom philippinischen Präsidenten persönlich ausgesprochen und bescheinigt.

Auch in ganz Deutschland wurde die Heilerschule durch die Fernsehreihe „Wunderheiler" bekannt, deren Beiträge mehrmals wiederholt wurden. „Die Menschen bekommen dort etwas, was in Krankenhausfluren selten geworden

---

23 Das Bundesverfassungsgericht legalisierte erst am 2. März 2004 (AZ: 1 BvR 784/03) das geistige Heilen in Deutschland.

ist: Zuwendung, Hoffnung, Aufmerksamkeit und Glaube. „Es ist die göttliche Kraft, die durch mich wirkt", sagt Pjotr.

Während der Dreharbeiten verlässt eine ältere Dame mit fortgeschrittener Osteoporose nach Jahren erstmals schmerzfrei die Heilerschule, eine andere bekommt dank der Geistigen Aufrichtung nach ihrer Hüftgelenk-Operation in Sekundenschnelle gleichlange Beine und braucht ihre orthopädischen Schuhe nicht mehr. (Vgl. S. 103) Dank der überaus positiven Resonanz bei den Zuschauern erwarben weitere Sendeanstalten die Übertragungsrechte, so dass die erfolgreiche Heil-Arbeit über die Grenzen hinaus ausgestrahlt wurde.

Vor einigen Jahren erhielt mein Vater eine Einladung zu einem weiteren weltbekannten Heiler-Kongress, den Basler PSI Tagen.[24] Vor und während des Kongresses dokumentierte das deutsche Fernsehen (ZDF) sein Wirken an hunderten von Menschen, die Pjotr vor laufenden Kameras begradigte. Der dazu geladene Orthopäde bestätigte den Heilerfolg. Es wurde auch deutlich, wie vielschichtig der 18-Stunden-Arbeitstag eines Heilers ist, der sich unermüdlich in den Dienst kranker Menschen stellt. Auch bei einem Auftritt in der beliebten Sendung „Fliege", des für seine Kompetenz geschätzten Jürgen Fliege, hat ein Facharzt den Vorgang der Beckenschiefstand-Korrektur mit Beinlängen-Ausgleich geprüft und den Erfolg der „Geistigen Aufrichtung nach Pjotr Elkunoviz" aus schulmedizinischer Sicht bestätigt.

In den letzten Jahren hat er schon mehrere 100.000 Menschen geheilt, die mit schwersten Krankheiten, teilweise schulmedizinisch austherapiert, aus der ganzen Welt kamen. „Für mich gibt es keine Krankheit, die nicht geheilt werden kann. Wenn der Mensch bereit ist, gesund zu werden, dann wird er gesund. Ich helfe ihm dabei."

Die führende Funktion des Geistes von Pjotr Elkunoviz ist es, dem Menschen das Vertrauen in die göttliche Hilfe, den Heilwillen und die Kraft, sich selbst zu heilen, zu übertragen. Durch die Gnade Gottes verwirklicht sich Sein[25] Bewusstsein zum Bewusstsein meines Vaters. Es ist in einem so hohen Grad mit Wahrheit erfüllt, die er durch seine Aufrichtung am eigenen

---

24 Basler PSI Tage 2003. Der Beitrag wurde unter „Das Wunder von Basel" im ZDF und SF gesendet.
25 Göttliches Bewusstsein

Leib erfahren hat, dass sein Geist nun die Kraft besitzt, die gleiche Heilung bei allen Menschen zu bewirken. „… dies geschah, als ich vom Geiste Gottes das Wort der Wahrheit empfing. Von Gott erfüllt, drang ich bis ins Zentrum der Wahrheit."

Trotz all dem, was mein Vater an Segensreichem erleben durfte, gab es für ihn noch einige Tiefen im Umgang mit seinen Kräften. „Bis ich endlich die Reife erlangt hatte, um mir die Frage zu erlauben: Bin ich es wirklich, der Gott gesehen hat, der von ihm für diese Aufgabe vorbereitet wurde? Ja, ich musste es sein. Die außergewöhnlichen Heilerfolge beim Behandeln ließen mich erkennen, dass ich aufgerufen bin, diese wunderbare göttliche Gabe des Heilens zu meiner Lebensaufgabe zu machen, was ich seither in unermüdlichem Einsatz, im Dienst an meinem Nächsten und dessen ganzheitlicher Heilwerdung, mit all meiner Liebe erfülle, weil Er mich füllt. So entstand das Wunder der Göttlichen Aufrichtung."

Ich bewundere meinen Vater für seine außergewöhnliche Disziplin und seinen starken Willen. Er klagte nie über seine Rückenbeschwerden, seine Entwicklung war ihm wichtiger. Für sein Ideal hat er letztlich die eigene Gesundheit geopfert, woran er über die Jahre gewachsen ist und sich über die Begrenzungen menschlichen Seins erhoben hat. Er hat seinen Körper durch Yoga gereinigt, seinen Geist geschärft, Krankheit und Leid erfahren – alles eine Vorbereitung, damit der göttliche Geist in sein Bewusstsein einziehen konnte. Er hat sich nach und nach über viele Prüfungen erhoben, denen er, wie viele andere Meister auch, ausgesetzt ist. Mit der eigenen Selbstheilung hat er das Recht, auch andere Menschen zur Heilung zu führen. So wurde Pjotr Elkunoviz zum Urheber und Initiator einer zuvor nicht da gewesenen geistigen Heilweise – die Herstellung der „Göttlichen Ordnung" an allen Wesen.

Unser Wirken ist global zu sehen, es geht auch um die Heilung des kollektiven Bewusstseins in der ganzen Welt. Die Geistige Aufrichtung beschleunigt die spirituelle Entwicklung, nach der jedes Lebewesen strebt – die Vollendung des Bauplans, das Programm der Neuen Zeit für rechtschaffene Menschen.

„Mein Vater wirkt bis auf diesen Tag und ich wirke auch."[26]

Meine eigene Geistige Aufrichtung erfuhr ich als einer der Ersten, die mein Vater behandelte. Bis dahin war ich von Kindesalter an häufig krank. Bronchitis und regelmäßige Beschwerden an den Atmungsorganen bereiteten meinen Eltern große Sorgen. Außerdem war mein Brustwirbel an einer Seite sehr stark ausgeprägt, die Ärzte empfahlen mir Schwimmen oder Tennisspielen, doch dies half überhaupt nicht. Um die Verformung optisch auszugleichen, drehte ich meinen Oberkörper einfach immer zur anderen Seite. Vor einigen Jahren erst stellte ich bewusst fest, dass sich die Verformung in meiner Brust zurückgebildet hatte. Ich brauchte mich nicht mehr zu verdrehen. Seit der Begradigung verlief mein Leben wahrhaft geradlinig, ohne Komplikationen und sogar ohne Krankheiten.

Unsere Familie führte schon immer eine spirituelle Lebensweise. Wir folgten keiner bestimmten Lehre und hielten uns an keine vorgegebenen Rituale oder Feiern. Unser Bedürfnis und Herzenswunsch war zu lernen; und so verbrachten wir unsere Freizeit damit, was unsere spirituelle Weiterentwicklung förderte. Anfang der neunziger Jahre erlernten meine Eltern, meine Schwester und ich Reiki. Wir pflegten verschiedene Ernährungsweisen, wie Trennkost, Vegetarismus und Fastenkuren, besuchten spirituelle Vorträge und Ausstellungen und nahmen uns viel Zeit zum gegenseitigen Austausch.

Ich folgte dem künstlerischen Talent meines Vaters, studierte zunächst Kunst und wechselte dann zu Grafikdesign. Nach einigen Jahren in führenden Werbeagenturen erwachte der Wunsch in mir nach mehr Spiritualität in meinem Leben, denn ich war hier zu sehr in die materielle Welt eingebettet. Ein erster Weckruf kam durch die BSE-Krise Mitte der neunziger Jahre. Von heute auf

---
26 Joh. 5,17

morgen stellte ich wieder ausschließlich auf „vegetarisch" um und nahm mir die Zeit, jeden Tag zu meditieren. Weitere Impulse folgten kurz aufeinander: Eine Kollegin berichtete von einer Reiki-Behandlung, die ihr sehr gut getan hatte, so dass ich mich wieder darauf besann und kurzentschlossen den zweiten Reiki-Grad erlernte.

Über Phyllis Krystal fand ich zu Sathya Sai Baba.[27] Ihr Buch fiel mir förmlich in die Hände: Auf dem Cover die Gestalt in einer orangefarbenen Robe, mit einer schwarzen Krone von Haaren. Ich erinnerte mich an eine Fotografie von Sai Baba aus meiner Kindheit, die meiner Mutter geschenkt wurde. Es hieß, man kann Bitten hinter das Foto legen und Baba würde diese auf irgendeine Weise beantworten. Aber wie sollte ich „Spiritualität" in Werbeanzeigen für Finanzdienstleister und Automobile integrieren? Ich alleine hatte sicher nicht die Macht, die Werbeindustrie zu revolutionieren. Mein letzter Agenturchef ermöglichte mir, freiberuflich für ihn zu arbeiten, so dass ich nur die Aufträge betreute, die ich auch moralisch vertreten konnte. So hatte ich Zeit für meine Yoga- und Meditations-Praxis und las sämtliche spirituelle Bücher meiner Eltern. Aber mir fehlten nach wie vor die Aspekte „Sinn" und „Freude" in meiner beruflichen Tätigkeit.

Carolin, meine Frau, ermutigte mich darin, eine Bedenkzeit für mich zu nehmen und nach Indien zu reisen. So führten mich die Lebensumstände nach Puttaparthi zu Sathya Sai Baba. Schon am ersten Tag, als ich Prashanti Nilayam[28] mit seinen Klängen, Gerüchen und den vielen Menschen erlebte, wusste ich, hier bin ich wirklich am Ort des höchsten Friedens, meinem Göttlichen ganz nah. Ich verbrachte viele Stunden meditierend beim Darshan. Bei jeder Begegnung mit Sai Baba wuchs der Wunsch in mir, meine Zeit und Kraft zu Hause sinnvoller für die Menschen einzubringen. Ich war erfüllt von Babas Ausspruch: „Love all – serve all", „hilf allen – diene allen." Mit großem Vertrauen fällte ich die Entscheidung, einen lukrativen Auftrag in Deutschland

---

27 Sri Sathya Sai Baba gilt als Avatar der „Neuen Zeit"; Inkarnation und Reinkarnation des Formlosen-Absoluten; Gott, der Gestalt annimmt, um Dharma, Göttliche Ordnung und Rechtschaffenheit wiederherzustellen.

28 „Wohnstätte des höchsten Friedens"; Name des Ashrams von Sri Sathya Sai Baba bei Puttaparthi, einem Dorf nördlich von Bangalore, Südindien. Die Menschen nutzen während ihres Aufenthaltes im Ashram die Nähe von Sathya Sai Baba für ihren Fortschritt auf dem spirituellen Weg.

abzusagen. Er hätte mich nach meiner Rückkehr als Erstes erwartet, doch ich hatte mich innerlich bereits von meiner früheren Tätigkeit gelöst. Ich überließ mein Leben die nächsten Wochen Sai Baba, vertraute auf seine Führung, die sich mir von diesem Tag an in all ihrer Fülle offenbarte. Innerlich äußerte ich den Wunsch, die Bitte, eine neue, wirklich sinnvolle Aufgabe zum Wohle der Menschen zu bekommen.

Eines Morgens, während des Darshan[29], hielten Babas Augen die meinen fest, sie durchströmten mich. Ich fühlte mich von unbeschreiblicher Liebe durchdrungen und erfüllt. Mein ganzer Körper schien so voller Licht zu sein, dass alles um mich herum verschwand. Im selben Augenblick empfing ich die Offenbarung, zusammen mit meinem Vater helfend für die Menschen tätig zu sein.

Als mein Verstand wieder zurückkehrte, blickte ich Baba fragend an. Es überraschte mich, dass das Geistige Heilen nun auch meine Aufgabe sein würde. Ich hatte etwas anderes erwartet, denn bei meinem Vater zu arbeiten, war wirklich naheliegend und daher zu einfach. Außerdem lag meine Einweihung in Reiki zehn Jahre zurück, und ich hatte bisher Reiki nur für mich angewandt. Wie konnte ich also meinem Vater nutzen? Doch Baba sagte: „Warte."

Ich fragte mich immer wieder, ich fragte Baba: Ist das, was mir zu tun gesagt wurde, wirklich der Wille des Himmels oder nur mein eigener Wille? Übrigens stelle ich diese Frage auch heute bei jeder anstehenden größeren Entscheidung: Ist das auch Dein Wille, oder ist es bloß mein Ego? Es stand bereits in meiner Aura, in meinem Gesicht, in meinem Körper geschrieben. Mir wurde ein Siegel ausgestellt, woran mich meine Himmlischen Helfer erkennen. Ich begegne immer wieder Sehern aus der ganzen Welt, die mich auf diese göttlichen Zeichen hinweisen und mir mitteilen, dass die zwei Geistwesen an meiner Seite mir überall hin folgen, auch wenn ich einmal „anders" entscheide.

29 „Anblick, Schauen"; durch den Anblick Sai Babas dessen Segen empfangen. Jede Begegnung mit Baba kann als Darshan bezeichnet werden. Der offizielle Darshan ist zweimal am Tag - morgens und nachmittags. „Suche immer einen ruhigen Platz nach Meinem Darshan auf, wo Du in die Stille gehen und die Vervollständigung Meines Segens empfangen kannst. Meine Energie strömt von mir aus, wenn Ich an Dir vorübergehe... Sei versichert, dass alles, was auch immer Meine Augen zu sehen bekommen, neu belebt und verwandelt wird. So wirst Du Tag für Tag verändert. Unterschätze niemals, was Mein Darshan bewirkt. Meine Gegenwart unter euch ist ein Geschenk, wonach sich die Götter in den höchsten Himmeln sehnen. Diese Gnade bekommt ihr hier täglich; seid dankbar dafür. Der Segen, den Du hier bekommst, wird sich zur rechten Zeit in Deinem Leben manifestieren. Jedoch erinnere Dich stets daran; wer viel bekommt, von dem wird auch viel verlangt." Sathya Sai Baba.
Aus dem Englischen übersetzt von einem Aushang im Ashram in Whitefield.

Nach der tiefgehenden spirituellen Erfahrung in Indien fand ich in der Heilerschule von Anne und Pjotr den Zugang zu einem neuen, bewussteren Leben. Wir hatten wenig Zeit zum Reden, und mein Vater sagte lediglich zu mir: „Sei bereit, Dich wie ein Schwamm ausdrücken zu lassen..." Und so begann ich meine persönlichen Belange zurückzustellen. Meine Frage, wie ich meinem Vater hätte helfen können, war schnell beantwortet. Sai Baba schickte mich also zu meinem Vater nach Roth, damit er mich auf meinen Weg vorbereiten konnte. Mein Vater erzählte mir später, dass er wenige Wochen zuvor, ebenfalls bei Sai Baba, die Botschaft empfangen hatte, dass ich meine bisherige Tätigkeit aufgeben und mit ihm zusammen wirken würde.

Ich war nicht gleich vom ersten Tag an bei den Heil-Behandlungen dabei. Zunächst half ich im Büro, in der Küche, am Empfang, einfach überall. Frühmorgens machte ich Yoga und studierte Bücher, die mein Vater mir gab; und an den Wochenenden nahm ich an den Heiler-Seminaren teil. Später assistierte ich immer wieder bei den Seminaren und den Heilbehandlungen. Jeden Abend saß ich an der Seite meines Vaters an seinem Schreibtisch, wo sich Berge von Briefen anhäuften. Ich lernte viel von ihm und übernahm einen Teil der Fernbehandlungen. Diese intensive Mitarbeit bei den täglichen Heilungen und der Umgang mit Menschen, die mein Herz berührten, ließen mich erkennen, dass das geistige Heilen auch meine Lebensaufgabe ist. Nach einer Zeit des Studiums, der praktischen Arbeit und weiterer Offenbarungen, die kontinuierlich mein Bewusstsein und meine Heilkraft anhoben, weihte mich mein Vater immer mehr in die Heilwissenschaft der Geistigen Aufrichtung ein. Es war eine Einweihung, wie sie nur zwischen Vater und Sohn stattfindet, ein Jahrtausende altes Ritual. Diese Gabe krönt nun auch meine Heilfähigkeiten. Das Wissen meines Vaters ist in mir, in meinem Bewusstsein und in jeder meiner Zellen enthalten.

Während meiner nächsten Indienreise besuchte ich eine von Sai Baba autorisierte Seherin, die von Menschen aus der ganzen Welt aufgesucht wird. Ich erhielt von ihr die Weisung, dass der Zeitpunkt gekommen sei, zusammen mit Carolin ein eigenes Heilzentrum zu gründen. Unser Zentrum würde gesegnet sein. Wenige Wochen später wurde mir dies in Deutschland bei einer zufälligen Begegnung mit einem hellsichtigen Medium erneut bestätigt. So begann ich im Frühjahr 2005 mit den ersten Heiltagen in Freiburg.[30] Dass Pjotrs Sohn nach Freiburg kam, war für viele Menschen aus der Region und der Schweiz ein wahrer Segen, denn viele von ihnen standen auf einer langen Warteliste bei ihm. Die folgenden Monate pendelte ich zwischen Freiburg und Roth, wo ich weiterhin bei meinem Vater und Anne mitarbeitete. Carolin war zu dieser Zeit noch als Trainerin für Persönlichkeitsentwicklung in einem führenden pharmazeutischen Unternehmen tätig. An den Wochenenden erweiterte auch sie ihre Fähigkeiten in den Reiki- und Heiler-Seminaren in Roth.

Wir hatten nicht viel Zeit, um nach geeigneten Räumen für unser Heilzentrum zu suchen, und die vorhandenen Angebote waren auch nicht passend. Also wandte ich mich an die geistige Welt und schrieb einen Text mit unseren Wünschen für eine Anzeige im Internet. Als ich fertig war, kam auch schon „postwendend" die Antwort: Ein neues Angebot wurde gerade veröffentlicht, welches sich mit unseren Vorstellungen absolut deckte. Das konnte kein Zufall sein. Ein Ärztepaar hatte ein wunderschönes Jungendstilhaus in der Nähe der Freiburger Altstadt für sich erworben. Sie veranlassten eine Grundsanierung aller Räume, welche sehr liebevoll durchgeführt wurde, und drei Monate später zogen wir im Erdgeschoss ein. Mein Vater übertrug auch Carolin die Kraft und Fähigkeit, die Geistige Aufrichtung zu initiieren, aus der sich eine allumfassende Heilwerdung erfüllen kann. Diese begleitet Carolin als spirituelle Lebensberaterin, indem sie den Menschen hilft, ihren individuellen Lebensplan zu erkennen und zu leben.

Wir sehen es als unsere Aufgabe an, aus der uns übertragenen Heilkraft, den Menschen heilbringend zu dienen, sie auf ihrem Lichtweg zu begleiten, die Liebe im Alltäglichen zu erkennen und zu leben. Jedoch sollten wir nicht an nur einem Ort wirken. Die geistige Welt hatte etwas mit uns vor und schickte uns Helfer, für unsere Auslandsarbeit. Seitdem sind Carolin und ich innerhalb von zehn Monaten gleich dreimal um die Erdkugel gereist.

Veronika, eine sehr liebenswürdige Österreicherin, die seit über dreißig Jah-

---

30 Freiburg im Breisgau

ren in Thailand lebt, brachte uns mit den ebenfalls in Bangkok lebenden Däninnen Vicki und Charlotte zusammen. In ihrem Zentrum in Bangkok fand der erste Vortrag über die Geistige Aufrichtung vor einer Handvoll Menschen statt. Das „Wunder der Geistigen Aufrichtung" verbreitete sich so schnell über die Mobiltelefone, dass in nur zwei Tagen über zweihundert Menschen zu unseren Heilungen kamen und durch mich die Geistige Aufrichtung erhielten.

Leitende Professoren, Ärzte und Therapeuten verfolgten die Heilbehandlungen mit großem Interesse. Die Verbindung zu einem Direktor im thailändischen Gesundheitsministerium[31], der im Fernsehen eine Sendung mit Themen über alternative Heilungsweisen leitete, die bei den Thailändern sehr beliebt sind, gehörten zu den ersten Kontakten gleich zu Beginn der Heiltage. Die positiven Heilerfolge waren so groß, dass er uns am nächsten Tag in seine Fernsehsendung[32] einlud. Bei unserem Besuch einige Monate später reisten wir mit dem Direktor auch in ein Krankenhaus und zu heilungsbedürftigen Menschen in der Trang Provinz.

Fernsehen und Presse berichteten über meine Heilarbeit im Krankenhaus und begleiteten mich zu Hausbesuchen von schwerkranken Menschen, die unter dem Schutz der thailändischen Prinzessin stehen. Ein junger Polizist wurde von Terroristen angeschossen und konnte seitdem nicht laufen. Die ärztliche Diagnose lautete „Wahrscheinlich Querschnittslähmung". Nachdem ich die Geistige Aufrichtung in ihm iniziert habe, weihte ich seine Eltern ein, damit sie ihrem Sohn jeden Tag durch Handauflegen Heilenergie übertragen können. So konnte jetzt die Heilarbeit seine eigene Körperintelligenz übernehmen, welche ein neues Programm erhalten hat. Ein weiterer Patient, den ich behandelte, lag im Wachkoma, konnte bereits einen Tag nach seiner Geistigen Aufrichtung erste Worte sprechen. Die Sendung wurde über Satellit in vielen asiatischen Haushalten ausgestrahlt. Viele Hilfe suchende Menschen reisten zu den Heiltagen ins ferne London. Andere warten auf unsere nächsten Heiltage in Thailand.[33]

---

31 Ministry of Public Health, Thailand
32 Abbildung Seite 99
33 Abbildung Seite 102

Vier Monate später besuchte ich diese zwei Menschen erneut. Die Fortschritte waren erstaunlich. Die Mutter des Polizisten berichtete, dass sie jeden Tag unaufhörlich ihre Hände aufgelegt hatte. Zu unserer Begrüßung hob er seinen Arm, auch beide Beine konnte er nun einige Zentimeter hoch heben. Seine Ärzte waren über den Heilungsverlauf mehr als erfreut; und der ehemalige Koma-Patient konnte nun schon mit Hilfe einer Begleitperson laufen. Sein größter Wunsch war es, einen Monat später zu einer wichtigen Schulveranstaltung seines Sohnes allein gehen zu können.

Wir hielten zahlreiche Vorträge vor Hunderten von Menschen und zeigten die sichtbare Geistige Aufrichtung. Dr. Jakkriss begleitete uns und übersetzte unerschöpflich ins Thai. Wir wurden eingeladen, eine Rede vor dem Ministry of Public Health[34] in Thailand zu halten. Das Interesse der weit über zweihundert Zuhörer an der sichtbaren Wirbelsäulenaufrichtung war enorm. Ein Kameramann dokumentierte jede segensreiche Behandlung, jede Rückmeldung wurde aufgenommen. Besonders bewegend war ein Heiltag im Pattalung Hospital vor über dreihundert Ärzten und Krankenschwestern, die alle eine Heilkraftaktivierung erhielten, um sich selbst und ihre Patienten zukünftig mit Heilenergie zu versorgen.

Ein daran teilnehmender angesehener thailändischer Mönch berichtete nach seiner Wirbelsäulenaufrichtung von einem starken, sehr intensiven Energiefluss im Rückenmarkskanal. Er kannte eine ähnliche Wahrnehmung bisher nur aus Tiefenmeditationen. (Siehe Abb. S. 107) Zwei Fachärzte des Hospitals bestätigten anschließend die Begradigung seiner Wirbelsäule und Korrektur der axialen Verdrehung. Sie erkennen die „Göttliche Aufrichtung" als ein wichtiges Medikament der Zukunft für alle Menschen dieser Welt an, welches das Gesundheitswesen transformieren wird.

---

34 Das thailändische Gesundheitsministerium in Bangkok. Siehe Abb. S. 106

Aufgerichtet sein, heißt heil sein

Aufrichten heißt, heil zu werden, etwas ganz zu machen, die Einheit herzustellen, die innere Einheit von Körper-Seele-Geist, von Gedanken-Gefühlen-Handlungen, wie die Einheit mit der ganzen Lebenswelt und mit der allem zugrundeliegenden Kraft des Lebens. Seele ist nicht dasselbe wie Geist, sie ist das Bewusstsein ohne die Verwirklichung der Höheren Natur. Geist ist nicht als Verstand zu verstehen, sondern als die Höhere Vernunft, die uns mit den Himmeln verbindet. Aufrichtung oder Heilung durch den göttlichen Geist ist kein Wunder im Sinne einer Durchbrechung der Naturgesetze, sondern ein gesetzmäßiger Vorgang, durch den Lebensmuster und andere Hindernisse der körper-seelischen Harmonie ohne Eingriffe von außen beseitigt werden. Dann wird zur Erfahrung, was Hermes Trismegistos verkündete:

„Es ist gewiss, wirklich und wahr: Was oben ist, ist wie das, was unten ist, und was unten ist, ist wie das, was oben ist, auszurichten die Wunder eines einigen Dinges, … dessen Kraft vollkommen bleibt, auch wenn es in irdische Hüllen gekleidet ist… dann steigt es von der Erde zum Himmel auf und wieder zur Erde herab und nimmt an die Kraft der Dinge, die oben sind, und der Dinge, die unten sind. Auf diese Weise wirst Du das Wesen und die Fülle der Welt empfangen – und alle Finsternis in dir wird dem Lichte weichen…" Die Geistige Aufrichtung erhebt das menschliche Bewusstsein hinauf zum kosmischen Bewusstsein, wo es das Licht Gottes, die Göttliche Ordnung, aufnimmt und dann wieder über die Wirbelsäule hinunter in den Körper steigt.

Es gibt eine „Göttliche Ordnung" im Menschen, in ihr sind Licht, Liebe, Leben, Unsterblichkeit und Ewigkeit gespeichert. Der Mensch ist ein Abbild des Kosmos, des großen kosmischen Menschen. Diese Ordnung befindet sich daher nicht im physischen Körper. Sie ist das Bewusstsein des Menschen, welches jedoch blockiert ist. Der Körper ist im unendlichen geistigen Bewusstsein.

Es gilt, die Blockierung im Bewusstsein aufzulösen, den Geist des Menschen aufzurichten, damit die „Göttliche Ordnung" von innen hinaus in den Körper wirken kann. Nur wenn der Geist des Menschen die „Göttliche Ordnung" erfahren hat, kann auch der Körper „in Ordnung" kommen.

Gemäß der Botschaft „Was krumm ist, soll gerade werden und was hügelig ist, werde eben..."[35] wird die Wirbelsäule des Menschen von Blockierungen befreit und aufgerichtet. Zu den sichtbaren physischen Veränderungen gehört auch die geistige Veränderung, die mit einer Erweiterung des Bewusstseins und aller Fähigkeiten verbunden ist.

Was von oben und unten gesagt ist, gilt gleichermaßen vom Innen und Außen. Nichts ist groß und nichts ist klein in der göttlichen Ordnung.

Die seelische Heilung

Vorgeburtliche Prägungen, kollektive Blockierungen und tieferliegende seelisch-geistige Ursachen, etwa Depressionen, Trauer, Furcht, Gefühle der Einsamkeit, der Eifersucht, auch Neid oder Hass... diese unsichtbaren Kräfte, die sich als „krumme" Lebensmuster und „hügelige" Lebensumstände anlegten, werden gewandelt und gelöst. „Was krumm ist, soll gerade werden..." Der Weg ist für eine neue lastenfreie und geradlinige Lebensform geebnet und der ursprüngliche Lebensplan[36], den jeder Mensch als Seinsauftrag mitbringt oder als Herzenswunsch in sich trägt, wird sichtbar. Wie oft haben wir gesagt: Ich würde gerne, wenn ich könnte... ich will ja, aber ich kann nicht." Argumente, mit welchen wir unsere Lebensweise und Verstrickungen rechtfertigen, sind zahlreich. Aber die erforderliche Kraft, um etwas zu verändern, fehlte einfach. „Was krumm ist, soll gerade werden..." bedeutet hier, die Lebensachse kommt wieder ins Lot; und die befreite Lebenskraft, durch die Geistige Aufrichtung, verschafft Dir einen großen Sprung nach vorne. So befreit von Trugbildern, kannst Du bewusst Schöpfer Deiner Lebensumstände werden und in Deiner spirituellen Entwicklung voranschreiten. Du hast die Wahl."

---

35 Luk. 3,5
36 Der Lebensplan wird oftmals auch als Blaupause (engl. Blueprint) bezeichnet.

Die Geistige Aufrichtung stellt die seelische Harmonie wieder her. „In stiller Haltung findet die Seele den Weg in hellem Licht vor und das, was trügerisch und irreführend war, wird kristallklar."[37] Die Umwandlung wirkt befreiend auf unsere Psyche und reinigend auf die Seele. Die Gedanken und Gefühle werden von der Weisheit und der Liebe Gottes durchpulst. Die neue Wirklichkeit tritt in ihrem ganzen Umfang hervor. Wir gehen innerlich „aufgerichtet" durchs Leben, mit mehr Lebensmut, Selbstbewusstsein und Zuversicht. Sai Baba fasst die Transformation des Menschen so einfach zusammen: „Wunder an sich haben keinen Wert, aber die Erfahrung eines Wunders erschüttert die Menschen so sehr, dass sie aus ihrer Selbstzufriedenheit aufgeweckt und zu einem bewussteren Leben geführt werden."

Zwei Tage vor dem Heiltag bei uns in Freiburg war bei einer Frau im Ultraschall deutlich eine Fettlebervorstufe zu sehen. Die Leber ist bekanntlich ein Organ, welches sich regenerieren kann, dass sich die Leber aber in weniger als drei Monaten von einer milchigen Substanz zu ihrer ursprünglichen Farbe und Form gewandelt hat, ist das Ergebnis einer Höheren Hilfe, was sie und ihr Facharzt erfreut im Ultraschall feststellten.

Auch ihre Gelenkschmerzen sind wesentlich besser. „Seit ich bei Ihnen war, habe ich keine Schmerztablette mehr genommen. Besonders zu erwähnen ist auch der sofort, quasi beim Verlassen Ihrer Heilerschule einsetzende geistige Prozess. … Was mein Arzt und ich im Ultraschall sahen, war eine Freude für mich. Bei der letzten Untersuchung, zwei Tage vor der Aufrichtung, war die Lebervorstufe noch deutlich sichtbar… (drei Monate später) seit der Aufrichtung ist die Leber so gut wie vollständig regeneriert."

Die Heilkraft der Geistigen Aufrichtung wird behutsam und mit Liebe auf unser Leben verteilt, denn es ist der tiefste Wunsch des Schöpfers, Frieden, Freude, Güte und Liebe mit uns zu teilen. Dieses Teilen geht über unsere reale physische Welt hinaus, es bezieht sich auf physische Dinge, wie Güter und Versorgung, genauso wie auf Heilung, Güte, Zuneigung und Freundschaft.

---

37 Zitat von Mahatma Gandhi

Körperbegradigung und physische Ordnung

Materie existiert nicht, sie ist wandelbar. Die „Göttliche Ordnung" ist hergestellt, indem sie ihre Macht über Atome und Moleküle offenbart, die physische Ordnung folgt unweigerlich nach. Göttliches Leben fließt vom Gehirn in den ganzen Körper. Der Atlas löst sich aus seiner festgefahrenen Fehlposition und rückt in seine ursprüngliche Position zurück. Auch der Druck auf den Hirnstamm wird gelöst. Die Lebenskraft sprüht und schäumt durch Wirbelsäule und Rückenmark, so dass die Nervenimpulse über das Zentralnervensystem wieder ungehindert wirken können. Gleichzeitig werden Beckenschiefstand und Beinlängen-Unterschied aufgehoben, Schulterblätter gerade gestellt und axiale Verdrehungen gelöst. Materie ist eine bis zur Sichtbarkeit transmutierte Energie. Nach der Relativitätstheorie sind Masse und Energie einander proportional, eine bestimmte Masse entspricht also einer bestimmten Energie-Menge. Nun könnt ihr euch vorstellen, wie groß die Energie-Menge bei der „Begradigung" sein muss. Sie ist eine unendliche Kraft positiver Energie. Die Atomphysik hat entdeckt, dass Energie umgewandelt und damit zu einem Teil der metaphysischen Welt werden kann. Das geschieht in Lichtgeschwindigkeit. Energie wiederum ist manifestierter Geist, Ausdruck Göttlichen Seins.

Die „Neue Ordnung" ist die Impulsgabe an die Lebenskraft, um ihre innere Heiltätigkeit im gesamten Körper-, Seele- und Geistsystem wieder aufzunehmen. Die Zirkulation der Lebenskraft gewährt ein harmonisches Funktionieren aller Systeme, die alle ineinandergeschoben und in beständiger Wechselwirkung sind. Die Hindus bezeichnen die Lebenskraft auch als „Prana", die alte chinesische Medizin spricht von der Lebenskraft „Chi", die über die Meridiane zu den einzelnen Organen im Körper fließt und sie mit Leben versorgt. Paracelsus[38] vertrat die Auffassung, es handele sich bei der Lebenskraft um

---

38 Paracelsus gründete seine Medizin auf Natur- und Gottes-Erkenntnis. Zum Verständnis der Dinge und damit auch der Krankheiten und ihrer richtigen Behandlung seien einerseits empirische Befunde, andererseits - und weitaus wichtiger - die Betrachtung des Großen und Ganzen notwendig: „Denn der Mensch kann nur vom Makrokosmos aus erfasst werden, nicht aus sich selbst heraus. Erst das Wissen um diese Übereinstimmung vollendet den Arzt."

ein nicht sichtbares, geistiges Ordnungsprinzip, dessen sinnvoll aufbauendes Wirken auf einen intelligenten Gott zurückgehe.

Diese mit Intelligenz begabte Energie ist feiner als die Atomenergie. Sie ist die Energie, die das Leben im Körper aufrechterhält und die Heilung vollbringt. Herzgefäßsystem, Lymphsystem, Atmungssystem, Nervensystem, Verdauungsapparat, energetische Systeme, Drüsensystem, Chakra-System und die Feinkörper (Äther-, Astral, Mental-, Kausal, Buddhi- und Atman-Körper) werden von der Lebensenergie durchdrungen und können gesunden. Gott ist das Leben selbst. Er sendet Seine Kraft, die Lebenskraft, die alles ins Leben gerufen hat und erhält, der Mensch muss lernen, sie wieder bewusst in sich aufzunehmen.

Das „Krumme" gerade machen

„Eine Stimme ruft in der Wüste: Bereitet dem Herrn den Weg! Ebnet ihm die Straße![39] ... Ich sende meinen Boten vor Dir her; er soll den Weg für Dich bahnen[40]... Jedes Tal soll sich heben, jeder Berg sich senken. Was krumm ist, soll gerade werden und was hügelig ist, werde eben[41]..."

In diesen biblischen Texten wird ein rettendes Eingreifen Gottes beschrieben, „der aus seiner Verborgenheit heraustritt, um zu richten", um den menschlichen Geist aufzurichten und die Göttliche Ordnung in ihm herzustellen, „und zu retten; diesem ist die Tür aufzutun, der Weg zu bereiten".

Die Geistige Aufrichtung repräsentiert keine Religion und ist auch nicht an Religionen gebunden. Religion ist nur einer von vielen Wegen, um zu Gott zu finden. Geistige Aufrichtung bedeutet geistige Befreiung, bedeutet, sich über

---

39 Jes. 40,3
40 Matt. 11,10; Luk. 1,76; 7,27
41 Luk. 3,5

die Strukturen der Weltreligionen zu erheben. Jesus existiert in vielen Formen, er nahm die Form des vollendeten Menschen, Adam Kadmon[42], an, um sich mit den Höheren Welten zu verbinden und so uns Menschen zu helfen. Bei der Geistigen Aufrichtung geht es um eine ständige Bewusstseinserweiterung bis hin zu den Gipfeln kosmischer Bewusstheit. Dabei spielt es keine Rolle, welche Beschwerden oder Krankheiten der Einzelne hat, welcher Religion er angehört und ob er überhaupt gläubig ist.

Gott ist in uns allen. Dieser Gott-Gegenwart widme ich mein Leben, meine Liebe, meinen Alltag. Er ist allmächtig, allliebend und in jedem von uns gegenwärtig. Sein Wort ist es, das mir vorangeht, das „Krumme" wieder gerade zu machen. Sein Wort ist lebendig und mächtig. Es löst die hartnäckigsten Blockierungen und Lebensmuster auf und stellt Seine Ordnung in uns wieder her. Seine Kraft überragt bei weitem die des menschlichen Geistes. Täglich stellt sich Sein Wirken durch die Geistige Aufrichtung unter Beweis. Die von Gott gewollte Heilung geschieht in einer einzigen Begegnung – ohne Worte und Gedanken, ohne Manipulation und Berührung. Sie ist keine Behandlung im ärztlichen Sinne, sondern ein spiritueller Vorgang, der eine Heilwerdung in allen Bereichen erfüllen kann. Liebe und Glauben dürfen im Menschen wieder ihren Platz finden. Jeder, der zu uns kommt, trägt zum Wandel im kollektiven Bewusstsein bei, der eine „Neue Wirklichkeit" in ihrem ganzen Umfang hervortreten lässt. Jedes Wesen trägt ein göttliches Teilchen in sich. Jeder ist ein Teil des Ganzen, Träger eines umfassenden Veränderungsprogramms, welches mit der Geistigen Aufrichtung bereits begonnen hat und somit Teil der Evolution geworden ist.

Jede gelungene Heilung, egal welches Symptom vorliegt, ist immer die geistige Heilung, die sich im Menschen selbst erfüllt. Die Kraft Gottes richtet den Menschen auf durch die in meinem Bewusstsein wirkende Erkenntnis der „Wahrheit". Ich habe von meinem Vater die Schärfe und Präzision seines Wissens um die Herstellung der Göttlichen Ordnung bekommen. Diese präzisen Kenntnisse sind essenziell, denn eine Spur Unsicherheit führt zu einem unzureichenden Ergebnis.[43]

---

42 Der Adam Kadmon (Hebr.) ist der vollendete Mensch. Er wird dem Lichtkörper, der zu einem lebendigen Ausdruck Gottes wird, hinzugefügt.
43 Siehe Kapitel „Von der Berufung zum geistigen Heiler"

Gott ist allgegenwärtig und alles durchdringend. Für Seine Kraft sind keine Schranken von Raum und Zeit vorhanden. So bewegt sich auch die Geistige Aufrichtung jenseits des Raum-Zeit-Gefüges. Sie steht allen Menschen, überall und jederzeit, offen und wirkt über die geistige Ebene bis ins körperliche Geschehen. Der Höhere Kraft der Geistigen Aufrichtung ist nicht auf Raum und Zeit aufgebaut und lässt daher Quantensprünge zu.

Da es keine Zufälle gibt, ist der Augenblick, an dem uns der Betroffene um Hilfe bittet, immer der richtige, um Beistand zu erhalten. Sobald eine Fürbitte, ein Anruf, ein Brief oder eine E-mail der betroffenen Person von uns empfangen wird, stellen wir einen Verbindungsweg zu den schöpferischen Energien des Erkrankten her. Viele Patienten berichten uns später, dass sie bereits zu diesem Zeitpunkt eine positive Veränderung erfahren haben. Wenn sie den Glauben haben, die Kraft zu empfangen, werden sie geheilt, wo immer sie sein mögen. Zu einer vereinbarten Uhrzeit am Abend führe ich dann die Geistige Aufrichtung durch. Die göttliche heilbringende Energie durchdringt das Bewusstsein des Hilfesuchenden und durchströmt seinen gesamten Organismus. Sie löst Blockaden, richtet die Wirbelsäule auf und korrigiert den Beckenschiefstand. Die „Neue Ordnung" bewirkt eine Umwandlung der Zellinformation und eine Impulsgabe an die Selbstheilungskräfte. Die Programmierung des Lebens geschieht simultan auf vielen Ebenen. Hieraus wird sich eine allumfassende Heilwerdung des gesamten Körper-Seele-Geist-Systems entfalten.

Reinhold bat uns um eine Fernbehandlung für seine Frau wegen ihrer starken Schmerzen. Bereits nach der Behandlung, noch am selben Abend, waren ihre Schmerzen weg. „Ich fühle mich voller Freude, Glück, Zufriedenheit und Dankbarkeit, als ob ich die Sonne verschluckt habe, voll mit Liebe, Harmonie, Wärme und Licht. Ich könnte die ganze Welt umarmen. So selbstsicher und selbstbewusst war ich noch nie. Es gibt keine Worte, die dieses wunderbare Erlebnis beschreiben könnten. Vor allem auch all die Wunder, die kurz danach geschehen sind." Sie schickte uns eine wunderschöne Kollage, in der sie zeigt, wie sie den Energiefluss während der Heilbehandlung gesehen hat.

Die Heilungsabläufe sind immer individuell, da der Heilungsprozess, wie jeder Mensch, seinen eigenen Rhythmus hat. Spontanheilungen können sich jederzeit ergeben. Der Betroffene erfährt die Krankheit nicht mehr als Wirklichkeit und sie hört auf, für ihn zu existieren. Die Geistige Aufrichtung auf dem Wege der Fernbehandlung erzielt die gleichen Heilresultate wie meine persönliche Behandlung.

Die Menschen können deutlich spüren, dass an ihnen gearbeitet wird. „Ich hatte auch das Gefühl, das meine Chakras ausgeglichen wurden und mich jemand sanft an den Füßen zog", sagt Renate aus Norddeutschland.

Lilli, eine Klientin, hat vor der Fernbehandlung eine Energieaufnahme von sich mit der GDV Kamera[44] gemacht. Mit dieser Kamera wird die Energie gemessen, die durch die Meridiane der einzelnen Finger fließt. Eine weitere Aufnahme wurde direkt nach der Fernbehandlung durchgeführt. Man sieht eine beträchtliche Zunahme der Energie. Am nächsten Tag sprachen wir miteinander und ich erwähnte beiläufig, dass ich ihren Hypothalamus[45], er ist das wichtigste Steuerzentrum des Vegetativen Nervensystems, aus der Ferne behandelt hatte. Das war sehr interessant, denn auf der GDV-Auswertung war deutlich zu sehen, dass der Hypothalamus der Messparameter war, der die deutlichste Veränderung zeigte. Nach der Fernbehandlung hatte er beträchtlich mehr Energie und war ausgeglichen.

Die göttliche Heilkraft erfüllt während so einer Fernbehandlung den ganzen Wohnraum, so dass es Mitbewohner und Anwesende auch wahrnehmen können. So lud Corinna ihre beiden Schwestern zu einer Fernbehandlungssitzung ein, wie ich später erfuhr. Beide hatten ebenso wie sie Zahnprobleme. Die eine Schwester hat seitdem viel weniger Zahnfleischschmerzen, die andere „ihren Erwartungshorizont gegenüber ihrem Partner heruntergeschraubt und erlaubt sich ihre Tränen". Und Corinna fasste neue Ziele: Sie möchte „einen Spielwarenladen eröffnen, zwei neue Katzen aufnehmen und ein paar karmische Verbindungen lösen, damit das Neue besser Platz hat".

---

44 GAS Discharge Visualisation, entwickelt von Dr. Korotkov, St. Petersburg
45 Der Hypothalamus ist mit der Hypophyse (Epiphyse) verbunden. Diese gilt als Meisterdrüse des endokrinen Systems. Sie steht in Verbindung mit dem höheren Selbst und bringt dieses in eine Form, die dem menschlichen Geist zugänglich ist.

Heiltage: „Weil Du gesehen hast, glaubst Du." [46]

Die sichtbare und beweisbare Geistige Aufrichtung ist weltweit einzigartig. Die Tatsache, dass man sie bei sich und anderen erleben kann, ist ein tiefgreifendes und unvergessliches Erlebnis. In Sekundenbruchteilen werden unterschiedlich lange Beine gleich lang und schiefe Schulterblätter gerade. Dies geschieht in einer einzigen Begegnung und ist erfahrungsgemäß dauerhaft. Dabei können die Hilfesuchenden und ihre Begleitpersonen im Vertrauen zuschauen, wie das Göttliche wirkt. Natürlich werden sie immer wieder in Staunen versetzt und fragen, wie die sichtbare Begradigung ohne Körperberührung und in Sekundenschnelle nur möglich ist?

Damit der Verstand neue Heilimpulse aufnehmen kann, damit die göttliche Ordnung wiederhergestellt werden kann und die Ursachen für Krankheiten korrigiert werden, ist es wesentlich, das das Gehirn eine Zeitbeschleunigung erfährt. Nur eine Sekunde (Nanosekunde) dauert der vorgeburtliche Empfängniszeitpunkt – und auch in nur einer Sekunde durchläuft das Gehirn die Geistige Aufrichtung.

Das Ausmaß der Erfolge der Geistigen Aufrichtung ist inzwischen so groß, dass die Menschen von überall her zu den Heiltagen anreisen. Viele leiden unter chronischen oder akuten Rückenbeschwerden, wie zum Beispiel Morbus Scheuermann oder Bandscheibenvorfällen. Andere suchen Hilfe bei Allergien, Depressionen, Ängsten, Krebs, Bluthochdruck oder Diabetes, um nur einige zu nennen. Aber auch Menschen, die sich überlastet und erschöpft fühlen, lassen sich begradigen. Weil andere Hilfen versagt hatten, setzten sie viel Vertrauen in uns und fanden uneingeschränkte Hilfe. Sie finden in der Göttlichen Aufrichtung das, was ihre Seele und ihren Geist erfüllt; und wenn Seele und Geist erfüllt sind, dann wirken sie auf den physischen Körper und setzen in ihm und im Leben eines jeden neue Prozesse in Gang.

---
46 Siehe Joh 20,29

Zu Beginn eines jeden Heiltages werden die Heilungssuchenden in einem Vortrag auf das Erlebnis der Geistigen Aufrichtung vorbereitet. Die Frage, welche Krankheiten und Beschwerden durch die Geistige Aufrichtung behandelt werden können, ist müßig, weil es kaum ein Leiden gibt, bei dem in den vergangenen zwei Jahrzenten nicht schon Heilungen bewirkt wurden. Ich spreche daher von einer Krankheit nicht als Krankheit, sondern von einer Ausdrucksform vorangegangener geistiger Haltungen und einer im menschlichen Bewusstsein geprägten Vorstellung. Ich nenne es Disharmonie. Viele Störungen haben ihren Ursprung in der Disharmonie, die im inneren Leben des Menschen entsteht; denn in jedem Augenblick bestimmt die Summe unserer Impulse über unsere Gesundheit. Daher brauche ich nicht um Krankheitssymptome, vorgeburtliche Einflüsse oder mentale Ursachen von physischen Erkrankungen zu wissen. Wenn uns jemand von chronischen Krankheiten, Kummer oder Leid erzählt, so hören wir verständnisvoll zu. Doch während der Geistigen Aufrichtung verliert dies alles an Macht und Bedeutung. Im Vortrag bereite ich die Menschen vor, sich über das Trugbild ihrer gewohnheitsmäßigen Einstellung von Gesundheit und Krankheit zu erheben. Die Kräfte, die Krankheiten erschaffen und erhalten, können sie auch umwandeln.

"Wer nicht an Wunder glaubt, kann sie jetzt sehen. Staunend erspüren und doch nicht verstehen. Das Kreuz mit dem Kreuz ist jetzt vorbei. Sei begradigt und werde frei. Die Liebe ist da, Inschallah[47], Inschallah!..." heißt es im Lied über das Wunder der geistigen Aufrichtung von Andrea Hörkens.

Das Wunder der Geistigen Aufrichtung kann nur auf der nicht-linearen Ebene verstanden werden. Die Krankheit ist eine falsche Wahrnehmung; sie wird durch die darüber liegende Wirklichkeit, welche heil ist, ersetzt. Dies ist auf der linearen Ebene des Verstandes nicht zu fassen.

Die Geistige Aufrichtung ist ein Aufsteigen im Bewusstsein über alles bisher Gekannte hinaus, um das wahrzunehmen, was wirklich ist. Auf der Höheren Ebene, jenseits der Gedanken, wo es keine Krankheit gibt und keine Ursache für Krankheit, ist alles vollkommen, alles ist in Ordnung. Alles andere verliert

---
47 Inschallah – So Gott will

an Macht und Bedeutung. Der göttliche Heilungsprozess beginnt dort, wo der menschliche Geist endet. So löst der aufgerichtete Geist das Bewusstsein von der Bindung mit der Welt und schafft eine Verbindung mit Gott, die es Seiner geistigen Kraft ermöglicht, in das menschliche Handeln einzufließen. Sie ist ein Aufsteigen zum kosmischen Bewusstsein, welches in jeder Seele, in den Tiefen des Überbewusstseins, als Anlage schlummert und während der Aufrichtung aktiviert wird. Der Göttliche Geist steigt herab, um sich wieder mit der Materie zu vereinen, um sie aufzulockern, sie zu beleben, sie wieder emporzuheben.

Die aufsteigende spirituelle Intelligenz erlangt dann die Ordnung, die von den anderen Heilweisen bisher offengelassen wird, und stellt das Gleichgewicht wieder her. Die Heilungssuchenden spüren und sehen die Veränderung nach wenigen Augenblicken noch auf der Behandlungsliege. Ihre Füße werden vor und nach der Begradigung fotografiert, damit der Glaube in den Gemütern der Hilfesuchenden gestärkt wird und so der segensreiche Vorgang der Herstellung der „Göttlichen Ordnung" für immer dokumentiert bleibt. (Vgl. Abb. S. 104)

„Jakob hatte einen Traum: Er sah eine Leiter, die auf der Erde stand und bis zum Himmel reichte. Auf ihr stiegen Engel Gottes auf und nieder. Und siehe, der Herr stand oben und sprach: Ich bin der Herr, der Gott deines Vaters… Ich bin mit dir, ich behüte dich, wohin du auch gehst." Jakobs tiefe Betroffenheit äußert sich in dem Wort: „Wie ehrfurchtgebietend ist doch dieser Ort! Hier ist nichts anderes als das Haus Gottes und das Tor des Himmels."[48]

Eine tiefe Gotteserfahrung, wie sie Jakob zuteil wurde, offenbarte mir der Himmel während eines Heiltages. Mir wurde die Jakobsleiter gezeigt, ihre Form gleicht einem Lebensbaum, nicht in der linearen Darstellung, so wie wir es kennen. Ich sah im Augenblick der Geistigen Aufrichtung den Himmel geöffnet und Engel auf- und niedersteigen über die mittlere Säule des Lebensbaumes, der Leiter, die ihrerseits die Wirbelsäule des Menschen darstellte. Und sie riefen immer wieder: „Kadosh, Kadosh, Kadosh, Adonai Zebaot; Heilig, Heilig, Heilig ist Gott. Heilig, heilig ist der Herr."

---

48 Genesis 28; 10-22

Und ich wurde an das geistige Gesetz Jesu erinnert, welches heute zu den bedeutendsten Geboten[49] zählt: „Liebe Gott von ganzem Herzen, mit ganzer Seele und mit all Deiner Kraft."

In Sekundenschnelle dehnt sich die göttliche Ordnung über die Jakobsleiter aus, welche die Vollkommenheit des Himmels verkörpert. Jedes Atom, jede Körperzelle wird von der göttlichen Liebe erfüllt. Frauen, Männer und Kinder spüren ein Gefühl tiefen Friedens und der Harmonie in ihrem Inneren, ihrer Jakobsleiter. Sie erleben unmittelbar noch auf der Behandlungsliege ihre innere Gemeinschaft mit allem, was lebt. Die Jakobsleiter machte mir sichtbar, wie eine Welt in die andere greift. Nach der Aufrichtung, durch mein Handauflegen, nimmt der Behandelte bewusst wahr, dass er mit der göttlichen Liebe und göttlichen Heilkraft verbunden ist. Sie wird so zum Symbol unmittelbaren Kontakts, zur Kommunion mit der göttlichen Kraft, wie es seit Jahrtausenden auch von Mystikern angewandt wurde: „Auf die Kranken werden sie die Hände auflegen, so wird's besser mit ihnen werden."[50] Die Heilarbeit übernimmt dann der „innere Helfer", auch das „innere Licht" oder der „Christus in uns" genannt. Die eigene Körperintelligenz verwandelt sich vom Dunkel zum Licht und erhält ein neues Programm, das frei von alten Gedanken- und Verhaltensmustern ist. Das Gleichgewicht des Herz-Verstand-Geist-Körpers wird wiederhergestellt; und der Mensch kann das sein, was er wirklich ist, nämlich „Eins mit Gott".

Weder der Gedanke noch der Wille, sondern die nun freigewordene göttliche Lebenskraft in uns hilft und heilt uns von innen her. Überall in den Evangelien sagt uns Jesus, dass der Geist Gottes in uns, der unseren Körper schuf, jeden Teil unseres Körpers wiederherstellen kann, wenn wir ihn nicht durch unseren Willen, Belehrungen und negatives Denken daran hindern, sondern uns seiner Liebe vertrauensvoll öffnen würden. „Nur das Einswerden mit Ihm kann der wahre Prozess der Heilung des Menschen sein", schreiben die Evangelien. Auch wenn es Dir jetzt noch nicht bewusst ist, so ist der Augenblick der Geistigen Aufrichtung ein Quantensprung[51], ein Augenblick, in dem wir

---

49 Mark. 12,29
50 Mark. 16,18
51 Plötzliche „Gottverwirklichung", die den Menschen befähigt, sich frei in den Höheren Welten zu bewegen.

Gott erkennen. Du erlebst Deine innere Gemeinschaft mit allem, was lebt, und kannst das sein, was Du wirklich bist, nämlich „Eins mit Gott". Diese bewusste Einheit mit Gott hat mir Dirk, wenige Wochen nachdem er bei uns zur Behandlung war, per Email geschildert: „Es hat alles gar nichts mit mir zu tun, ich habe das also nicht erarbeitet oder so, vielmehr ist es mir einfach geschenkt worden, … durch Dich als Kanal dieser Kraft. Ich finde es sehr schön, dass Du Dich so bezeichnest, als einen Kanal für die göttliche Kraft. So gesehen, hat es also weder mit mir noch mit Dir zu tun – es ist das Göttliche, das sich verwirklicht."

Die Menschen versuchen nie zuvor Erlebtes in Worte zu fassen: „Es war wie ein Engelsflügel, der über mich hinwegstrich." „Ich spürte starke Energie auf einer Körperseite und nahm wahr, wie sich die Blockierung im Becken löste." „Ich fühlte, wie sich mein kürzeres Bein nach vorne arbeitete…" und „Wie ein Dominosteinsystem, das angestoßen wurde, setzte sich der gesamte Organismus in Bewegung." Eleonore nahm wahr, wie ein Lichtstrahl während der Begradigung durch ihren Körper floss. Andere berichten von einem intensiven Gefühl im Herzbereich, sie fühlen sich unbeschwert, befreit und glücklich zugleich.

Christiane, eine hellsichtige Frau, die zu uns kam, beobachte, während ich behandelte, wie „von oben ein Lichtwirbel herabkam und sich wie ein Wirbelsturm ausbreitete und dann über den Menschen floss. An seinen Füßen erschien eine Lichtkugel, sie kreiste über den Füßen und plötzlich verlängerte sich das Bein. Dies geschah in Sekundenschnelle." Einige Monate später begegnete sie meinem Vater und sah, wie „die Energie von oben herabstieg und in seinen Scheitel hinein und durch ihn hindurchströmte. Anschließend schoss die Energie sehr kraftvoll aus seinen Händen in die Fußsohlen des Menschen und weiter durch dessen Körper hinauf." Christiane sieht von Geburt an das, was für die meisten Menschen im Unsichtbaren liegt. Sie erzählte uns auch von Lichtwesen, die sich bei uns in den Räumen aufhalten, uns bei den Behandlungen zusehen und bei den Seminaren anwesend sind.

Heilerfolge

Zu einem unserer Vortragsabende kam Frank zusammen mit seiner Ehefrau. Da er aufgrund eines Morbus Scheuermann[52] seit Jahren Probleme mit der Wirbelsäule hatte, entschloss er sich noch am selben Abend zur Aufrichtung. Das Ergebnis war für ihn sofort spürbar, wie er noch auf der Behandlungsliege den anderen Teilnehmern zurief und regelrecht von der Liege aufsprang.

Einige Wochen später berichtete uns Frank: „Ich bin schmerzfrei aufgestanden und kann seitdem meinen Alltag schmerzlos, glücklich, zufrieden und ausgeglichen meistern. Da ich eine überwiegend sitzende Tätigkeit habe, kann ich nun länger und konzentrierter arbeiten." Er war so begeistert, dass er neben seinem anspruchsvollen Beruf Reiki erlernt hat.

Bert hatte mit zwei Jahren Kinderlähmung. Mit der Behinderung als solche kann er gut umgehen und ist auch zufrieden. Er unterrichtet pro Woche fünfundsechzig Gitarrenschüler und führt seine eigene Musikschule mit ca. vierhundert Schülern und zwölf Lehrern. Bis zum Heiltag litt Bert psychisch unter den dauernden Schmerzen. Von der kurzweiligen ärztlichen Hilfe enttäuscht, lehnt er auch Schmerzmittel ab. Vor allem an der unteren Wirbelsäule links litt er unter starken Schmerzen, so dass alles, was er tat, und jede Bewegung dadurch extrem stark eingeschränkt war. Vor dem Heiltag sagte er noch: „… ich weiß, ich habe mir diesen Körper und dieses Leben so ausgesucht, damit ich meine Lernerfahrung machen kann. Aber jetzt wünsche ich mir nichts mehr als einen schmerzfreien Körper, denn ich glaube, dass ich dadurch sehr viel erfahren habe und diese Zeit einfach vorbei ist." Sein Dank nach der Geistigen Aufrichtung ging zunächst an Gott. „Ich war wie ein neuer Mensch und sehr glücklich, wieder einigermaßen schmerzfrei zu sein. Diesen Zustand hatte ich seit Jahren nicht mehr gekannt… Danke, dass es mir kör-

---

52 Wachstumsstörung der jugendlichen Wirbelsäule, welche zu einer schmerzhaften Fehlhaltung führen kann. Zudem ist die Beweglichkeit der Wirbelsäule eingeschränkt.

perlich wie seelisch sehr gut geht und ich mich wieder voller Energie fühle. Ich danke Gott, dass er mich zu euch beiden geführt hat…"

Wir hatten damals vereinbart, dass Bert einige Monate später zu einer Nachbehandlung zu uns nach Freiburg kommt. Er schenkte mir sein neuestes Album und schrieb mir: „Ich möchte mit meiner Musik Menschen Freude bereiten und mit meinem Unterricht so viel wie möglich anderen Menschen geben und sie ein Stück ihres Weges begleiten dürfen." Und ich bin dankbar, dass ich ihn begleitet habe.

Während eines großen Heiler-Kongresses in München fragte mich eine Frau, ob ich denn ihrem kleinen Enkel auch helfen könnte, und sie berichtete mir von seinem Problem. Ich beantwortete ihre Anfrage mit einer Heilung, die einige Wochen zuvor in Bangkok stattfand. Wir waren in das Haus einer der bekanntesten spirituellen Heilerinnen Thailands eingeladen. Ein kleiner Junge konnte dank der Aufrichtung erstmals frei stehen, was ihm zuvor überhaupt nicht möglich war. Denn er konnte die Fersen nicht auf den Boden bringen und es fehlte ihm die Kraft, das ganze Gewicht auf den Zehen zu halten. Seine Mutter hatte ihn immer auf dem Arm getragen. Nach der Geistigen Aufrichtung stand er und rief immer wieder mit großer Freude den vielen Anwesenden zu: „Applaudiert mir, denn ich kann stehen."[53] Und so kam in München am Nachmittag die Frau mit ihrer Tochter und dem zweieinhalbjährigen Enkelkind. Ich behandelte ihn sofort und anschließend seine Mutter. Sie sah, wie ihre Beine sofort gleich lang wurden und spürte die Heilenergie durch mein Handauflegen auf der Behandlungsliege, so hatte sie zumindest ein Gefühl, eine Vorstellung, dass bei ihrem Kind das Gleiche geschehen war. Schon am nächsten Tag kam die Großmutter wieder auf den Kongress und erzählte voller Freude: „Der Kleine läuft durchs Haus und meine Tochter weint vor Glück."

Einige Wochen später kam Markus zusammen mit seinen Eltern zur Nachbehandlung, und sie gaben mir ein Dankesbrief: „Markus bringt nach der Aufrichtung beim Gehen die Fersen näher Richtung Boden – der extreme Zehenspitzengang ist abgeschwächt. Im Stand hat er nach der Aufrichtung meist den ganzen Fuß abgesetzt, was ihm zuvor nur selten gelang. Dies ermöglicht ihm erstmals ein teilweise freies Stehen. Auch die Position des fünften Len-

---

53 Abbildungen Seite 100

denwirbels hat sich positiv verändert, so dass der Körper insgesamt gerade wirkt…"

Je früher die Geistige Aufrichtung erfolgt, desto sicherer kann man spätere Erkrankungen ausschließen. So begradige ich Schwangere, Kinder ab der ersten Lebenswoche und Jugendliche. Auch Erwachsene und Senioren, die scheinbar unumkehrbare körperliche Einschränkungen zu haben glauben, suchen die geistige Hilfe. Vor allem auf sie wirkt die Aufrichtung oft wie ein Wunder.

Es kommen auch immer wieder Menschen zu uns in die Heilerschule, die keine Beschwerden haben und sich gesund fühlen. Sie sind überrascht, auf der Behandlungsliege festzustellen, dass auch sie einen Beckenschiefstand oder unterschiedliche Beinlängen haben, was ein Ausdruck für vorangegangene Störungsmuster auf unsichtbaren Ebenen ist und Auslöser für zukünftige Beschwerden werden kann. Dank der Göttlichen Aufrichtung und der Geistheilung erfahren diese Menschen eine Veränderung, die sich sehr fördernd und unterstützend auf ihr Leben auswirkt. Hinzu kommt der Wille zum Leben und zur Gesundheit. Davon berichten uns Yoga-Praktizierende, Sportler sowie Menschen, die im Lichtkörper-Prozess stehen.

Mit Anfang dreißig wurde bei Simone, einer Yoga-Lehrerin, ein circa 1,5 cm „verkürztes" linkes Bein vom Orthopäden diagnostiziert, das zu verstärkten Ischias-Schmerzen unter dem linken Sitzbeinhöcker führte. Beim wöchentlichen Yogakurs konnte sie teilweise deutlich die unterschiedlichen Längen spüren. „Bei einer Anfrage zum Wechsel von gesetzlicher zu privater Krankenversicherung führte diese Diagnose zu einer beträchtlichen Höherstufung der Beitragssätze, weil sich daraus mögliche zukünftige Rückenprobleme entwickeln könnten. Nach der Begradigung, im März 2005, hatte sich diese ungleiche Beinlänge vollkommen beheben lassen, was bei Röntgenaufnahmen von 2006 auch zu sehen ist. Durch die intensive tägliche Yogapraxis finden Muskeln, Sehnen und Bänder sowie der gesamte Körper nach und nach zu einer neuen Balance."

Über das Erlebnis der „Göttlichen Aufrichtung" schrieb uns Sabine: „Der freie Fluss der Heilenergie im Rücken ist in jeder Bewegung spürbar – im Liegen, Sitzen, Stehen und Gehen. Beim Meditieren im Schneidersitz taten mir oft die Knie recht weh und ich musste häufig meinen Rücken bewegen und dehnen, weil er sich irgendwie verspannte. Alles vorbei! Ich hatte seit Jahren das Gefühl, mich ständig um meinen Rücken sorgen und kümmern zu müssen, jetzt spüre ich, dass mein Rücken mich unterstützt und trägt, und das ist unglaublich schön."

Die Geistige Aufrichtung trägt dazu bei, Kraft und Beweglichkeit der Wirbelsäule herzustellen. Diese erhält ihre natürliche Krümmung zurück, wodurch die wichtigen Energiezentren an der Wirbelsäule in ihre korrekte Position zurückkehren und ihre volle Wirkung entfalten können. Der bewirkte freie Fluss der Lebenskraft ist besonders deutlich bei Tai-Chi, Yoga, Meditationen und Atemübungen spürbar.

Eine erfolgreiche Triathletin musste früher ihr Lauftraining spätestens nach einer Stunde abbrechen, „weil dann die Verspannungen unterhalb des linken Schulterblattes zu stark wurden. Ausdauer und Beinkraft waren noch genügend vorhanden, aber die Oberkörperverspannungen waren zu unangenehm." Der Orthopäde diagnostizierte damals lapidar: „Morbus Scheuermann, da kann man nichts machen." „Nach der Wirbelsäulenaufrichtung ließen die Schmerzen deutlich nach, um nach einem Jahr ganz der Vergangenheit anzugehören", wie uns die Sportlerin berichtete. „Nach meiner Wirbelsäulenaufrichtung fiel mir das Radfahren, insbesondere am Berg, viel leichter. Endlich konnte ich bergauf mit Leichtigkeit in den Pedalen stehen, ohne die vorprogrammierten Schmerzen im unteren Rückenbereich", schreibt sie weiter.

Fachzeitschriften für Rad-Touren haben inzwischen auch das Problem von Beckenschiefstand mit Beinlängen-Unterschied erkannt. Knieschmerzen entstehen dadurch, dass der Sattel entweder so eingestellt ist, dass das kurze Bein überstreckt wird oder sich das längere Bein nicht genug strecken kann. Der Ablauf beider Beine beim Radfahren ist nicht symmetrisch und führt zu Knieproblemen. Das kürzere Bein muss immer weniger angewinkelt werden, gleichzeitig wird das längere Bein durch die zwanghafte Abwinklung überlastet. Die Kniegelenke werden dadurch überstrapaziert und einseitig genutzt. Arthrosen in Hüften, Knien und Füßen sind die möglichen Folgen. Das Radfahren wird für viele Menschen daher unmöglich. Die Zeitschrift empfiehlt unterschiedliche Kurbellängen oder aufgepolsterte Pedale, vergleichbar mit Schuheinlagen und Absatzerhöhung beim Facharzt.[54] Das bewirkt jedoch keine Heilung. Nach der Geistigen Aufrichtung werden Gelenke entlastet, Knochen und Bandscheiben regenerieren. Dann kann jeder Mensch angstfrei und ungetrübt das Radfahren genießen. Die Resultate, welche die Geistige Aufrichtung bei den Menschen hinterlassen hat und immer noch hinterlässt, sind eindrucksvoll. Manche sind jedes Mal erneut erstaunt, wenn sie sich im Spiegel betrachten: „Da schaut mir ein ziemlich veränderter Mensch entgegen. Die Geistige Aufrichtung ist in meinem Leben wirklich ein Wunder", so Thomas.

Die „Göttliche Aufrichtung" ist auch für jene wichtig, die es sich zur Aufgabe gemacht haben, ihren Mitmenschen zu helfen – also Ärzte und Heilpraktiker, Hebammen, Physiotherapeuten oder Heiler. Sie werden bewusster und kraftvoller arbeiten, wenn sie ihre Hände als Werkzeug einer kosmischen Kraft sehen, da zu ihrem Können die Führung und Hilfe von oben hinzutritt.

Während einer Vortragsreihe über die Geistige Aufrichtung in Thailand aktivierte ich das Heilungspotenzial über die Hand-Chakras an über dreihundert Krankenschwestern und Ärzten. Wir lernten auch einen indischen Gynäkologen kennen, der vor und während schwieriger Operationen bei den Patienten die Hände auflegte, so dass die Operation komplikationslos verlaufen konnte.

Thomas trägt regelmäßig und fast ganztägig Gesundheitsschlappen. Ihm fiel schon lange auf, dass diese nach ca. drei Monaten des Tragens rechtsseitig, also immer am rechten Fuß, wesentlich stärker durchgetreten waren. Er schickte ein Foto von den getragenen Sandalen. Nach der Begradigung war die Druckbelastung der rechten Sandalen völlig gleichmäßig auf beide Füße verteilt. Thomas hatte diese Sandalen ebenfalls drei Monate getragen.[55]

Judith kam zum Heiltag nach Zürich. Nach einigen Monaten berichtete sie uns von ihrem Wunder: „Im April 2007 war ich bei Euch zur „Göttlichen Auf-

---

54 Siehe: Das Radreisemagazin RADtouren, Ausgabe 03/2000
55 Thomas war zur Heilbehandlung bei Pjotr Elkunoviz. Photo siehe Seite 103

richtung". Da mein linkes Bein anatomisch und ausgemessen zu kurz war, war es zweifelhaft, ob der Beinlängenausgleich bei mir auch geht. Es sah nachher gut aus. Ich legte meine 5 mm Einlagesohle weg. Zehn Tage später stellte mein Osteopath und Physiotherapeut fest, dass ich sehr schief stand. Die Beinknochen sind zu kurz als Folge von Wachstumsstörungen; und er riet mir erneut zum Söhleli. Mit Enttäuschung befolgte ich seinen Rat. Aber ich war ja schon glücklich, wieviel sich sonst am Rücken verändert hatte..."

Das Wesentliche ist jedoch das Vertrauen auf die göttliche Heilkraft und nicht die Vermessung des einen oder anderen Therapeuten! Dazu hatte ich Judith geraten.

„... Nun versuchte ich es bis heute wieder ohne Söhleli. Einen Monat später schon stellte der Osteopath fest: Total ausgeglichen und auch jetzt, nach zwei Monaten. Ich bin so überglücklich und voller Staunen. Auch bei mir wurde es gut. Die Chakra-Übung hilft mir täglich und ich bin voller Dankbarkeit für Euren Dienst an mir – für Euer Dasein als „Gotteskraft-Vermittler. Ihr macht eine wunderbare Arbeit."

Einen Tag nach seiner Geistigen Aufrichtung dankte uns John aus Australien aus ganzem Herzen für die wundervolle Heilung, die er am Heiltag in Köln erfahren durfte.

„... ich musste dauernd lächeln und lachen, während ich herauszufinden versuchte, wie ich meinen neuen Körper bewegen konnte. Es fühlte sich wahrhaft so an, als ob ich über einen neuen Körper verfügte. Es war ein sehr merkwürdiges, aber sehr beglückendes Erlebnis. Ich hatte im unteren Rückenbereich über zwanzig Jahre Schmerzen und sieben Jahre lang Beschwerden im Schulter-Nacken-Bereich. Beides war sehr belastend und raubte mir viel Lebensfreude. Ich lebte mit Sicherheit kein glückliches Leben und verbrachte viel Zeit (und gab viel Geld aus!) bei allen möglichen Ärzten. Alle stellten unterschiedliche Diagnosen und verordneten unterschiedliche Behandlungen, aber keine half. Manche darunter waren sogar äußerst schmerzhaft. Einer der Ärzte, dem keine vernünftige Antwort einfiel, behauptete sogar, das „Problem läge in meinem Kopf" und verordnete mir schwere Psycho-Drogen, die mich fast in den Wahnsinn trieben.

Sicher haben Sie schon viele solche Geschichten erzählt bekommen, aber für mich war die Heilung meiner Wirbelsäule ein tiefgreifendes und wahrhaftes Heilungserlebnis!"

Die Göttliche Aufrichtung für Tiere

Auch für Tiere bedeutet die Herstellung der „Göttlichen Ordnung" eine Impulsgabe zur individuellen Heilung bei verschiedenen Beschwerden. Besonders natürlich bei unseren Haustieren, wie Hunde und Katzen, Meerschweinchen, Hamster, Vögel sowie auch Pferde, Kühe, Hühner, Schafe und Schweine. Die Tiere sind heute zunehmend kränker und haben durch den engen Kontakt zu den Menschen, mit denen sie in Resonanz gehen, bereits viele Symptome unserer Zivilisationskrankheiten. Der Heilungsablauf ist daher ein Prozess, an dem die ganze Familie beteiligt ist. Tiere sind sehr sensibel für die geistige Kraft und nehmen die Energie dankbar an, da sie nicht von ihrem Intellekt behindert werden. Sie spüren sofort, dass etwas Besonderes geschieht.

Wie bei der Fernbehandlung für Menschen, vereinbare ich eine Uhrzeit mit den Tierhaltern, zu der sie das Verhalten ihres Tieres beobachten können. Es ist bemerkenswert, wie es sich die Katze oder der Hund zur vereinbarten Zeit zu Hause auf ihrem gewohnten Platz bequem machen. Viele schlafen während der Behandlung sofort ein und wachen kurz danach wieder auf. Sie bewegen sich wie verwandelt. Ihr Fressverhalten normalisiert sich, das Fell wird glänzender und sie wirken sehr vergnügt und entlastet.

Sandra aus München bat mich, ihrer Hündin Luna zu helfen. Ihr Beinbruch war nach einem Unfall gut verheilt, aber der Rücken noch „wie verdreht". Außerdem traten immer wieder Schmerzen in der Hüfte und Schulter auf. Sie schrieb nach einigen Tagen: „Die Begradigung hat Luna sichtlich gut getan.

Sie hat wieder ihren Ball mit auf die Spaziergänge mitgenommen und rennt damit freudig herum." Die scheue Katze Timi war nach der Fernbehandlung viel selbstbewusster, wie Petra aus der Schweiz erfreut feststellte und hinzufügte: „Timi ist ein ganz neuer Mensch", was uns sehr zum Lachen brachte.

Mariechen war auch so eine scheue und ängstliche Katze. Ihr Besitzer Manfred schickte uns ein Foto und hatte um Fernbehandlung gebeten. Nach sechs Monaten kam auch Manfred zu einem Heiltag zu uns. Ich erkundigte mich gleich nach Mariechen und erfuhr: „Mariechen ist nicht mehr…" Als Manfred meinen erstaunten Blick bemerkte, fügte er lächelnd hinzu: „Sie heißt jetzt Marie! Denn sie ist seit der Aufrichtung nicht mehr ängstlich. Sie ist selbstbewusst geworden, so dass „Mariechen" nicht mehr passte."

Mensch und Tier bedanken sich von ganzem Herzen für den Heilstrom und die wunderbare Umhüllung aus Licht und Liebe. Der Hund Pancho „gähnte während seiner Aufrichtung vor sich hin und schlief nachher ruhig und gelassen, völlig losgelöst von seinen Ängsten ein".

Während einer Reise nach Thailand behandelten wir auch zwei Turnierpferde des isländischen Konsuls. Seine Tochter Charlotte schrieb uns zwei Tage darauf: „Wir hatten einen Springwettbewerb, und ich habe in meiner Klasse auf Pando gewonnen; und Pirelli und sein Reiter gewannen in einer weiteren Klasse. Die Ergebnisse konnten also nicht besser sein!"

Vor einigen Jahren berichtete eine Pferde-Fachzeitschrift[56] über Asymmetrie bei Pferd und Reiter: „Bocken, Steigen oder Lahmen – wenn Pferd und Reiter schief sind, ergibt das eine gefährliche Mischung. Die Asymmetrie begleitet das Pferd oft bis in den Tod. Schuld ist die Evolution, die vor Millionen Jahren die Händigkeit erschuf. Immer noch haben Pferd und Reiter damit ein großes Problem. Ihre scheinbar gleichen Körperhaltungen sind in Wahrheit ungleich."

Wenn der Reiter mit Beckenschiefstand und ungleich langen Beinen das Pferd reitet, muss das Pferd die Muskulatur anspannen, um das Gleichgewicht zu halten. Hinzu kommen die eigenen Windungen der Wirbelsäule und der Beckenschiefstand. Abnutzung durch Fehlbelastung, Arthrose, Lahmheit,

---

56 „Cavallo", Ausgabe 12/2001

seelischer Stress und vieles mehr sind vorprogrammierte Folgen. Mein Vater Pjotr ist selbst Reiter und hat verschiedene Therapie-Pferde, die er noch vor der Aufrichtung und danach geritten hat. Die Veränderungen nach der Aufrichtung sind für Pferd und Reiter gravierend. Sonderanfertigungen von Reitsätteln bei schwieriger Sattellage des Pferdes sind sicher sinnvoll. Der Beckenschiefstand beim Pferd ist jedoch dynamisch und variiert in der Bewegung ständig. Darüber ist bisher nicht viel bekannt, so dass es in die Herstellung des Sattels nicht einfließen kann. Nach der Geistigen Aufrichtung des Pferdes werden auch sein Becken und der Rücken begradigt, der Sattel kann jetzt richtig sitzen.

Heilung ist!

Das größte Wunder der Göttlichen Aufrichtung ist viel mehr als nur die Beckenschiefstand-Korrektur mit Beinlängen-Ausgleich und die Wiederherstellung des physischen Wohlergehens. Es ist die Art und Weise, wie die Herzen, die Gedanken und das Leben der Menschen transformiert werden. Sie ist ein geistiger Weckruf, eine Aufrichtung des menschlichen Geistes. Der intelligente Geist mit seiner bedingungslosen Liebe wirkt ausschließlich, um uns zur Heilung zu verhelfen, wenn wir es in der Eigenverantwortung, freiwillig und von Herzen, zulassen.

Die Göttliche Aufrichtung ist dauerhaft und braucht nicht wiederholt zu werden, denn Heilung kann nicht wiederholt werden. Jede Heilung kommt letztlich von Gott. Er offenbart sich in Seiner Schöpfung und in jedem einzelnen Menschen. Er wirkt hinter allen Erscheinungen und Er wirkt mit Liebe. Selbst wenn jemand nicht an Gott glaubt, muss er doch zugeben, dass in der Natur eine Ordnung und somit eine kosmische Intelligenz besteht; ständig stellt sich das unter Beweis.

Bei einem meiner Besuche bei Sai Baba sah ich eine Vorführung einiger Schüler der „Sri Sathya Sai University". Ein Junge erzählte einem anderen, dass er auf der Suche nach Gott war. Er wanderte über zahlreiche Landschaften, überquerte Gebirge und reiste über das Meer, doch Gott fand er nirgendwo. „God is nowhere", fasste er zusammen. Der andere Junge hörte aufmerksam zu und lächelte fröhlich. „Schau", sagte er, „Du brauchst nicht länger nach Gott zu suchen. Nimm das Wort ‚nowhere' einfach auseinander und Du hast die Antwort: „God is now here." Gott ist hier. Gott ist nicht irgendwo im Kosmos oder außerhalb der Welt, Er ist hier und jetzt wie überall und ewig. In den Evangelien lehrt Jesus diese Wahrheit indem sagt: „Ich bin bin bei euch alle Tage…" und „Gott ist in Dir".

Die „Göttliche Aufrichtung" ist eine Umkehr von der Bindung zur Verbindung, vom Trugbild (Maya) zur Wirklichkeit, vom *Nebel* zum *Leben*. Sie ist der Weg der Vergeistigung des Verstandes, eine Umwandlung des Denkens; ein Weg, der aus der Unwissenheit zum Wissen, aus dem Dunkel zum Licht, aus der Unbewusstheit zur Erkenntnis, von Adam zu Christus führt. Heilung ist nicht gleichbedeutend mit Gesundung. Man bejahe das Gesundsein nicht, um nachher im alten negativen Denktrott weiterzuleben und alte Gewohnheiten zu pflegen. Denn wo diese weiter bestehen, bleiben die körperlichen Symptome oder Erscheinungsformen eines Leidens unverändert.

Heilung ist der Geisteswandel, der sich im Geiste eines jeden erfüllt. Das Wesentliche ist doch unsere Lebensweise, die richtigen Gedanken, die richtigen Gefühle. Jesus sagte: „Geh und sündige nicht mehr." Den Heilverlauf bestimmt daher der Mensch immer selbst. Hält er durch Zweifel am Geheiltsein die Krankheit fest, im Glauben, dass er durch die Heilung etwas verliert, dann wählt er erneut die Krankheit als Weg. Dann öffnet er der Krankheit und der Zwietracht Tür und Tor in gesundheitlicher, finanzieller und sonstiger materieller Hinsicht. Dies etwa, wenn ein Kranker tief innerlich gar nicht wünscht, geheilt zu werden, um nicht auf das liebevolle Umsorgtsein durch seine Umgebung verzichten zu müssen; oder wenn ein Kranker an Medikamente glaubt, zur geistigen Heilhilfe aber kein Vertrauen hat und sie innerlich ablehnt.

Erneuerungen des Körpers und Verbesserungen im Alltag setzen eine Erneuerung des Denkens und Veränderungen der Gewohnheiten voraus. Manchmal ist das ein rascher Prozess, manchmal jedoch ein langsamer, denn wir haben bis zu einem gewissen Grad Willensfreiheit. Wer gesund werden will, muss sein Gedanken- und Gefühlsleben auf das Ziel abstimmen, das Gesundsein zum höchsten Leitfaden erheben und es dem Gemüt unmöglich machen, über Sorgen, Ängste und Krankheitsgefühle zu brüten. Jeder Furchtgedanke ist eine Einladung an das Gefürchtete, im Körper wie im Leben Platz zu ergreifen und zu verweilen.

Mit niederen Gedanken und Gefühlen ziehen wir unbedacht niedere Wesenheiten an. Die Elementale, wie sie Aïvanhov nennt, tanzen dann auf uns herum und „führen uns in Versuchung". Wenn der Körper unser Denken beschäftigt, sollte das nur in Form positiver Vorstellungen geschehen. Der Mensch sollte sich dazu eine rechte Lebensweise zu eigen machen, dann kommt alles in Ordnung. Wenn man damit fortfährt, auf seinem Lebensweg weitere Irrtümer zu begehen, bringt es erneut Disharmonie und Krankheiten mit sich.

Es gibt keinen Umstand, keine Krankheit, die der größeren Macht der göttlichen Schöpferkraft gewachsen wäre, die in jedem von uns gegenwärtig ist. Durch die Geistige Aufrichtung wird „alle Unordnung des inneren und des äußeren Menschen geordnet in der Gelassenheit, in der man sich lässt und Gott überlässt". Die Gelassenheit, wie sie Meister Eckhart verstand, kann heute mit Achtsamkeit, Geduld, Beherrschung der Begierden und Gottvertrauen wiedergegeben werden. Gelassenheit bedeutet, sich selbst loszulassen, um sich mehr und mehr Gott zu überlassen; sich öffnen, um sich mehr und mehr von Gott selbst beschenken zu lassen.

Wer sich aber der kraftvollen, heilenden Energie der Geistigen Aufrichtung öffnet, alte Denk- und Verhaltensmuster ablegt, sich vertrauensvoll hingibt und dankbar entgegennimmt, der wird erkennen, dass dem Göttlichen Willen alles möglich ist; denn es gibt keine bekannten Krankheiten, bei denen Heilung durch den Geist nicht möglich ist. Was der Geist hervorbringt, kann der Geist auch wieder verändern. Der Hilfesuchende wird aus sich heraus die Heilwerdung des gesamten Körper-Seele-Geist-Systems erfahren.

Wenn wir in jedem Augenblick die Offenbarung des Göttlichen Willens erkennen könnten, dann würden wir darin alles finden, was unser Herz begehrt.

Wenn Dir das Geheimnis gegeben ist, ihn in jedem Augenblick und in allen Dingen zu finden, dann hast Du das Kostbarste von allem, worauf Dein Begehren sich richten könnte. Der gegenwärtige Augenblick ist stets voll unendlicher Schätze; er enthält mehr, als Ihr fassen könnt. Gott kennt Deine Bedürfnisse und erfüllt sie, noch ehe Du sie gesprochen hast. Gott gibt Dir alles, worum Du bittest. Aber sei achtsam, bitte um die richtigen Dinge.

Heilkraftanbindung an die innewohnende Kraft

Jede Heilung kommt aus der einen Quelle. Sie ist das Bewusstwerden der schöpferischen Kräfte oder Gotteskräfte im Menschen. Ich helfe den Menschen, diese Kräfte innerhalb ihres Körpers zu wecken und gebe ihnen Hilfe zur Selbstbehandlung im Alltag; denn jeder trägt potenziell die Fähigkeit in sich, sich selbst zu heilen.

Am Heiltag erhält jeder nach erfolgter Geistiger Aufrichtung eine Heilkraftanbindung von mir, wodurch das Heilungspotenzial in ihm geweckt und er befähigt wird, sich täglich mit harmonisierenden Heilenergien zu versorgen. Durch das Handauflegen kann die Lebenskraft in jedes Organ und jede Zelle gelenkt werden. Wer die Selbstbehandlung täglich anwendet, kann den inneren Fluss der göttlichen Schwingungskraft deutlich fühlen. Dies ist hilfreich, um selbst die Eigeninitiative und Verantwortung für die eigene Gesundung zu übernehmen.

„Mit Handauflegen einzuschlafen und aufzustehen, macht einen gewaltigen Unterschied aus." Wie uns ein Hilfesuchender, der sich seit dreißig Jahren mit verschiedenen Formen der Heilung, theoretisch und praktisch, beschäftigte, erzählte. „Die Hände auf die Chakras zu legen". war für ihn daher eine ziemliche Überraschung: „Es hat das Wahrnehmen und die Ausbreitung der Energie, der Ruhe und des Friedens im Herzen deutlich erhöht. Und das Schönste ist das, was bleibt." Die Heilkraftanbindung ist wie ein Tonikum zur Anregung der Körperfunktionen, wodurch wir eine positive Ausrichtung und Umgebung schaffen, in der sich alles harmonisch verändern lässt.

Heilkraftvermittler der „Neuen Zeit"

Alles, was wir denken, fühlen und tun, speichern wir und senden es wieder in die uns umgebenden morphogenetischen und anderen Felder aus. Da sich die Energie dieser Felder ausdehnt und zusammenzieht, ziehen sie ähnliche Frequenzen an, die dann zu ihrer Quelle – nämlich uns – zurückkehren.

Je mehr unserer Zellen und Organe mit unerlösten toxischen Emotionen genährt werden, und je länger wir in einem ständigen Strom vergifteten Denkens leben, desto mehr blockieren wir unsere Fähigkeit, die für unsere emotionale, mentale und spirituelle Gesundheit notwendige „Nahrung" anzuziehen und aufrechtzuerhalten. Die Durchflutung unseres Körpersystems mit neuen heilbringenden Informationen stimmt unsere Zellen wieder auf ein nährenderes Feld ein. Der Mensch ist so geschaffen, dass er alles Übel in sich selbst neutralisieren könnte. Doch es fehlt ihm häufig an nötigem Wissen, Glauben und Willenskraft.

Mein Vater hat mich gelehrt und eingeweiht, persönliche *Heilfolien* für den Heilungssuchenden herzustellen und zu programmieren. Der Herstellung der allumfassend wirksamen Heil-Hilfen ging eine lange Entwicklungszeit voraus. Hinweise wurden uns durch geistige Botschaften übermittelt. Das Umsetzen erfordert eine starke Bewusstseinserweiterung und Energieanhebung, bis schließlich die Anbindung an die göttliche Quelle, die diese Heil-Hilfe unerschöpflich nährt, erreicht wird. Die Wirksamkeit verdanken wir himmlischen Helfern. Die Heilfolien wirken als Katalysator und Aktivator der im Menschen schlummernden Selbstheilungskraft. Die Körperintelligenz erhält Impulse, die Selbstheilungskräfte zu aktivieren. Die Heilfolien wirken geistig über die Zellen in den Körper im Sinne einer Umwandlung, Erneuerung und

Wiederherstellung und im Raum über die morphogenetischen Felder, die Gedankenformen der Natur. Die Energie, die durch die Heilfolien strömt, wird im Laufe ihrer Benutzung nicht verbraucht, sie ist vielmehr unerschöpflich. Die Transformation wird durch die DNS-Kraft des Programms in der Heilfolie[57] hervorgerufen.

Die Geistige Alchemie und Schwermetallausleitung

Ein weiterer Aspekt der „Göttlichen Ordnung" ist die Befreiung des menschlichen Körpers von Strahlen- und Schwermetallbelastungen sowie die Entstörung und Entstrahlung von Wohn- und Arbeitsräumen.

Sämtliche Arten von Strahlung, wie zum Beispiel technische Strahlung, Mobilfunk und geopathische Strahlen, wie die von Wasseradern und Erdverwerfungen, sind mit unseren Sinnen nur schwer zu erfassen. Wir können im Allgemeinen nur die Auswirkungen von Strahlungen wahrnehmen, die häufig erst Jahre später auftreten. Doch genau das macht es gerade so schwer, sich dagegen zu wehren. Wir stehen in ständiger Resonanz mit der Vielfalt der Energien dieser Welt. Die Existenz von Erdstrahlen und Elektrosmog ist wissenschaftlich bewiesen und ihre außerordentliche Gefährlichkeit erkannt. Sie gelten auch als unsichtbares, zerstörerisches Gift. Strahlenbelastung wirkt schädigend auf das Nervensystem, den Stoffwechsel und übersäuert den Körper. Gerade auch bei Krebserkrankungen werden immer wieder Strahlenbalken oder Verwirbelungen gemessen, denen der Betroffene ausgeliefert ist. Wasserexperimente liefern Beweise für Elektrosmog. Da wir zu siebzig Prozent aus Wasser bestehen, leite ich daraus eine schädliche Wirkung auf unsere Ge-

---

57 Siehe Abbildung 108: Energie der Kraftort-Folie fotografiert in Anlehnung an das von Masaru Emoto entwickelte Verfahren. Ein Fläschchen, gefüllt mit destilliertem Wasser, wurde der Kraftort-Folie ausgesetzt. Anschließend wurden Tropfen davon eingefroren und unter dem Mikroskop fotografiert. Das verwendete destillierte Wasser ab Ionenaustauscher ist selten in der Lage, auf gefrorenen Tropfen kristalline Formen zu erzeugen. (Kristallphoto: Ernst Braun, Schweiz)

sundheit ab. Menschlicher Speichel zeigte bei wissenschaftlichen Untersuchungen vor und nach einem Handy-Telefonat deutliche Werte von Elektrosmog. Neben Handy- und Computerwellen haben schon Radiowecker und Babyfon belastende Wirkung auf unsere Nerven und Muskeln. Kopfschmerzen und Migräne, Schlafstörungen, Allergien und verminderte Leistungsfähigkeit sind häufig die Folge.

Werden diese Energien ausnahmslos absorbiert, verändert sich die eigene Schwingungsfrequenz – manchmal auf eine stärkere oder auf eine schwächere Weise. Die Schwingungen des menschlichen Bewusstseins prägen wiederum seinen Charakter. Er übt dadurch Einfluss auf andere Menschen und Dinge aus; denn jeder Gegenstand ist auch Träger von darauf gerichteten Gedanken und Gefühlen und kann in negativer wie auch positiver Richtung spirituell imprägniert sein, wie Prentice Mulford erkannte. Er verweist darauf, dass jeder Wohn- und Arbeitsraum mit den vorherrschenden Gedanken und Belastungen seiner Bewohner sowie ehemaliger Bewohner oder Besucher geprägt ist. Sensitive und hellsichtige Menschen spüren dies unmittelbar. Wenn der Mensch zu viel mentale und emotionale oder physische Umweltgifte aufnimmt, entsteht Stress. Erschöpfung und Krankheit folgen nach. Traurigkeit manifestiert sich in den Lungen, Wut wird in der Leber gespeichert, Stolz in den Knien, mangelndes Selbstwertgefühl, wie sexuelle Frustration oder Verletzungen durch Untreue, sitzen im Solarplexus, Sorgen sind in der Milz gespeichert, toxische Gedanken, Kritik und Angst im Gehirn. Was jeder Mensch speichert, strahlt er, nach dem Prinzip von Senden und Empfangen, in die umgebenden Felder wieder aus, und diese Information kehrt verstärkt zu ihm zurück.

Ich führe vor jeder Behandlung eine allumfassende Reinigung des Körpers von sämtlichen negativen Energieformen durch, die man im Laufe seines Lebens gesammelt hat, auch derer, die sich beigesellten. Dieser Vorgang beinhaltet auch die Schwermetall- insbesondere Quecksilberausleitung. Dieses unsichtbare Gift, das den Körper oft jahrelang übersäuert und somit erheblich schädigt, bezeichnet man auch in Fachbüchern als „die Geißel der Menschheit". Keine andere Ausleitung kann die Zellinformation verändern. Dies ist nur mit der Kraft des intelligenten Geistes möglich. Nachmessungen ergaben, wie sich die vorher verletzte Aura in Sekundenschnelle lichtet und sich mehrfach ausdehnt. Im Anschluss an einen Vortrag in München nahm ich an allen Anwesenden die alchemistische Reinigung des Körpers vor. Unmittelbar danach rief eine Frau an, dass sich eine jahrelange Blockierung im Unterleib gelöst hatte. Eine weitere Frau berichtete später, ihre Menstruation hätte nach monatelanger Pause wieder eingesetzt, was sie als langersehnte heilsame Reinigung beschrieb. Nach Heiltagen in Bern schrieb mir die Mutter zweier Kinder: „Meine jüngere Tochter wurde wieder getestet und muss keine Amalgam-Ausleitung mehr machen." Ihre Fernbehandlungen hatten ihr ebenfalls gut getan: „Ich fühlte starke Energie im Herzen, … ein Schwingen und viel Energie, wo meine Blockaden sind, außerdem eine tiefe Sehnsucht, mit diesem Göttlichen ganz zu verschmelzen."

Auch die Entstrahlung und Entstörung der Wohnung, die ich aus der Ferne mit Hilfe der geistigen Alchemisten durchführe, bewirkt eine Umwandlung aller Energien, die im Ungleichgewicht sind und belastend auf den Menschen wirken. Dazu gehören sämtliche künstlich erzeugten elektromagnetische Felder, Handy-, Fernseh- und Computerwellen, Wasseradern und Erdverwerfungen. Amalgam, Stereoanlagen, Mikrowellen, Lampen, Chemikalien, Kunstfasern, Farben und Lacke, Nahrungsmittel, Medikamente, Brillen, Uhren, Zahnersatzmetalle, Herzschrittmacher, künstliche Hüftgelenke und toxische Belastungen. Alle anwesenden Menschen, wie auch Tiere, werden während dieser Zeit von dem Lichtspektrum der göttlichen Liebe, der göttlichen Weisheit und der göttlichen Kraft durchflutet. Dieses Frequenzfeld hat die Macht, alles in sich selbst zu verwandeln. Das Körpersystem erfährt eine Umwandlung von Strahlen- und Schwermetallbelastungen, mentaler und emotionaler Vergiftung und negativen Energieformen wie Angst, Traurigkeit, toxische Gedanken, Kritik, Wut, Stolz, Sorge und Frustration. Die Körperzellen reagieren nicht mehr mit Disharmonie auf die vorhandenen Felder. Die Energie durchdringt alle Räume. Das Haus oder die Wohnung wird in ein göttliches Kraftfeld gestellt. Elektromagnetische Felder von Geräten und Kabeln werden so harmonisiert, als wären sie jetzt an harmonisiertes göttliches Stromnetz angeschlossen. Es überträgt sich eine Schwingungsenergie wie Wärme, Licht, Vibration und Magnetismus. Die Menschen können die Veränderungen in den Tagen danach um sich herum wahrnehmen. Die Stimmung, die Luft, die Pflanzen, einfach alles, was in dem Haus und auf dem Grundstück ist, schwingt anders. „Am zweiten Tag nach der Entstörung ist mir aufgefallen, dass sich meine Gedankenwelt so deutlich zum Positiven gewandelt hat. Das ist einfach nur schön! Im Übrigen habe ich mir Deinen Rat, Alexander, zu Herzen genommen, und setze mich immer wieder und öfter in die Sonne", erzählte mir eine junge Frau.

Die Menschen sind einfach dankbar für diese Veränderungen und versuchen, für das Erlebte Worte zu finden: „Während der Behandlung kam eine tiefe Ruhe und Leichtigkeit. Einerseits im Körper zu spüren, aber auch in der Atmosphäre. Als wäre alles Schwere genommen worden. Darauf folgte ein liebevolleres, geduldigeres Miteinander. Das ist noch da und wirkt und hat Auswirkungen auf das Handeln."

Eine Woche nachdem ich bei einer älteren Dame eine Hausentstörung durchgeführt hatte, schrieb sie uns von ihrer Dankbarkeit: „Seitdem hat das Leben in diesem Haus seine Schwere verloren. Mein Körper fühlt sich leicht an, leicht kann ich die Treppen steigen, morgens wache ich ohne Kopfschmerzen auf, den Tag über kann ich aktiv sein ohne Ermüdungen… Ich habe das Gefühl, als sei das Haus wärmer geworden und als sei es von Licht erfüllt… ich bin sehr glücklich."

Mit Gottes Hilfe ist alles gut.

Von der Berufung zum geistigen Heiler

Wohl kein anderer Heiler in Deutschland war in den letzten Jahren einem größeren Druck ausgesetzt als Pjotr Elkunoviz, und an wenigen wurde von so vielen Seiten gezerrt. Seine öffentlichen Auftritte im Fernsehen entfachten die Frage, die so auch oftmals die kurzfristigen Umbenennungen der TV-Sendungen bedingte: „Wunderheiler oder Scharlatan?" „Ist er wirklich der, der er vorgibt zu sein?" Die verantwortlichen TV-Chefredakteure erhofften sich vielleicht durch solche reißerischen Titel höhere Einschaltquoten. Dennoch geschah es, dass Vertreter der Schulmedizin vor laufender Kamera standen und das Wunder der Geistigen Aufrichtung bestätigten, auch wenn sie es nicht erklären konnten. Mit dem bisherigen medizinischen Wissen sind diese spirituellen Verläufe nicht zu erklären. Die Geistige Aufrichtung ist ein Beweis der wirkenden Gegenwart Gottes. Bei den Zuschauern überzeugten seine Auftritte derart, dass die Telefone seitdem Tag und Nacht nicht mehr still stehen.

Niemand kann uns heute daran hindern, diese Aufgabe zu erfüllen. Die Kraft Gottes stellt sich unter Beweis, und sie versagt nie, niemals. Denn die Wahrheit ist das, von dem wir gewiss sind, dass es wahr und zur neuen Wirklichkeit wird. Wer darum weiß, der wird nicht argumentieren, sondern vollbringen.

Bei uns in Deutschland und in Europa würde es dem Gesundheitswesen guttun, wenn die „Krankenkassen" die ärztlichen Heilmittel um die Geistige Aufrichtung mit Wirbelsäulenbegradigung und Beckenschiefstand-Korrektur ergänzen würden. Die Legalisierung des geistigen Heilens durch das Bundesverfassungsgericht genügt nicht.

Im Sommer des Jahres 2005 titelten große Zeitungen in Deutschland: „Ärzte klagen: Hilfe, der Mensch ist nicht mehr krank genug." Weiter wurde nach einem neuen Konzept aufgerufen, damit man häufiger zu ärztlichen Untersuchungen geht. So entsteht der Eindruck, dass kein wirkliches Interesse an der Gesundung der Menschen besteht. Gewiss sind Voruntersuchungen wichtig, um mögliche Krankheiten rechtzeitig zu erkennen. Es ist bekannt, dass vielen Ärzten oftmals die Hände gebunden sind, denn sie haben kaum Handlungsfreiräume. Umsätze müssen erreicht werden, und die Pharmakonzerne sind sehr mächtig. Die heutigen Ärzte sind häufig keine geistigen Heiler.

Wir werden noch viele Schüler in die Geistige Aufrichtung einweihen, damit das Bewusstsein aller Menschen aufgerichtet und von der Liebe Gottes durchflutet werden kann. Bevor man sich in derartiges Wissen und Wirken als Heiler vertieft, muss man sich erst über seine niedere Natur erheben. Man muss lernen, wie man sich richtig ernährt, wie man denkt, fühlt und handelt, und sollte Tugenden wie Reinheit, Liebe und Selbstlosigkeit verwirklicht haben. Erst so wird man zum Meister dieser Welt.

Doch viele haben es eilig, sie wollen im Handumdrehen „Heiler" und „Medium" werden. Sobald sie ein winziges Resultat erzielt haben, denn „warme Hände tun auch gut", machen sie damit viel Aufsehen und täuschen die Menschen, denn der Hilfesuchende hat kein Unterscheidungsvermögen und nimmt alles, was ihm Heilung verspricht, dankbar an.

Vor diesen falschen Heilern warnte Jesus, als er sagte: „Und es werden viele Christusse sein – prüfet genau, denn an ihren Früchten werdet ihr sie erkennen."[58] Daher ist die Einweihung von einem Meister, von Pjotr Elkunoviz, in die Begradigungsenergie notwendig, denn dann kann jeder ambitionierte Heiler die Begradigung erfolgreich durchführen[59]. Wesentlich ist dabei auch die Zustimmung des Himmels. Wir geben Einweihungen, jedoch machen wir aus Menschen nicht einfach Heiler. Die Lichtwesen, die geistige Welt trifft die Auswahl. Wer nicht heilen soll, der wird auch niemals ein großer Heiler. Wer bestimmte Aufgaben im geistigen Bereich ausführen will, wird vom Himmel gerufen. Ich weiß, viele wollen das nicht glauben. Aber genau so ist es.

---

58 Matt. 7,12-23
59 Siehe Anhang Professor Dr. Sachs

DIE PHYSISCHE UND DIE SPIRITUELLE WIRBELSÄULE

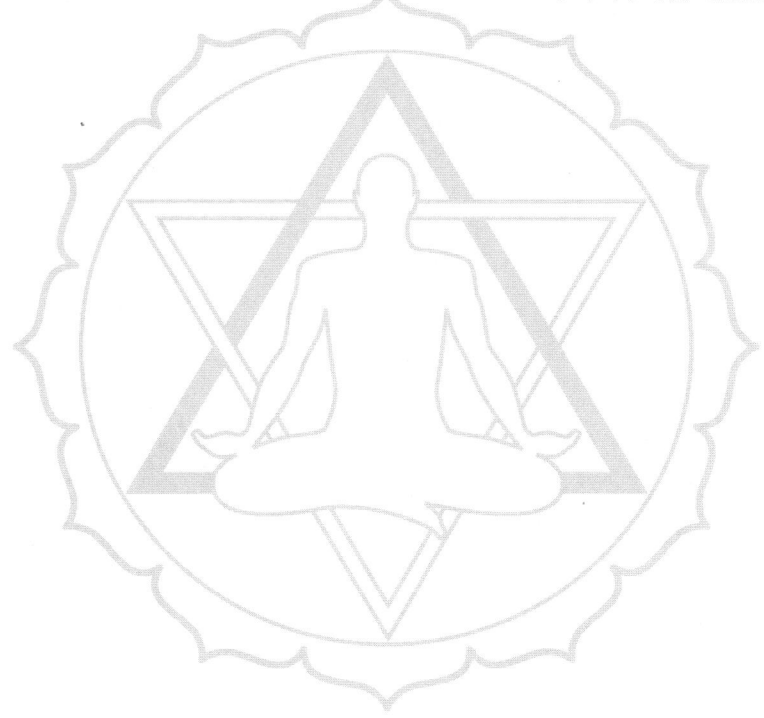

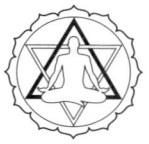

Die Wirbelsäule ist Träger von vorgeburtlichen Mustern und Empfänger aller mentalen, emotionalen und physischen Informationen, die der Mensch während seines Lebens erfährt. Was die Wirbelsäule speichert, sendet sie wieder in das ihr angeschlossene System von Körper, Gefühl, Verstand und Geist aus.

Im Laufe der Jahre manifestieren sich vorgeburtliche Prägungen sowie eine Vielfalt von Einflüssen, wie Glaubenssätze, Gefühlsmuster und Gewohnheiten, im Bewusstsein und Unterbewusstsein des Menschen. Sie bilden Blockierungen an der Wirbelsäule und stören das Gleichgewicht im Lebensstrom. Die gesamte seelische, psychische und körperliche Funktionalität gerät so aus der Ordnung und verschafft sich einen Ausdruck.

Die Seele reagiert mit Gleichgültigkeit, Mangel an Lebensmut und Eigenliebe, Beziehungs- und Sexualproblemen, Unterdrückung der Gefühle bis hin zu Suchtverhalten und Depressionen. In unserer Psyche entstehen mentale Spannungen, Angst, Aggression, Zorn, Minderwertigkeitskomplexe, Mangel an Selbstvertrauen und Festhalten an alten Mustern. Unsere Wirbelsäule antwortet mit einer Krümmung, Verschiebung und Verklemmung der Wirbel und Überlastung und Verschiebung der Bandscheiben. Die Lebensachse gerät aus dem Lot. Es werden Nerveninnervationen ausgelöst, die sich auf versorgende Zellen und Organe belastend auswirken und zu Stoffwechsel- und Funktionsstörungen führen.

Viele Störungen haben ihren Ursprung in der Disharmonie, die im inneren Leben des Menschen entsteht. Harmonie und Disharmonie oder Ordnung und Unordnung. Durch diese Disharmonie kommt es zu weiteren Blockaden der umliegenden Wirbelkörper und lokale Schmerzen entstehen, die in Form einer Kettenreaktion in einer gesamtkörperlichen Fehlhaltung enden. Weitere sichtbare Ausdrücke sind eine veränderte Körperstatik, Verdrehung der Wirbelsäule, schiefer Hals, schiefes Becken, unterschiedliche Beinlängen und verschieden hohe Schulterblätter, Hohlkreuz oder Buckel. Das führt wiederum zu unterschiedlichen Krankheitssymptomen. Chronische Rückenschmerzen sind die häufigste Schmerzart überhaupt. Alle Altersgruppen sind davon betroffen. Ich besuchte zahlreiche Länder und begegnete vielen Menschen; ich musste feststellen, dass wirklich alle Menschen verschiedener Kulturen Wirbelsäulenverkrümmungen, Beckenschiefstellung und Beinlängen-Unterschiede hatten. Experten sprechen bereits von der „Volkskrankheit Nr. 1" oder „Seuche des 21. Jahrhunderts".

Ein krummer, schiefer Körper kann nicht gesund bleiben, da es durch die Fehlstellungen unweigerlich zu weiteren Blockaden und Verschleiß kommen muss. Künstliche Hüftgelenke, Knieoperationen, Bandscheibenoperationen, Wirbelsäulenversteifungen und vieles mehr sind das leidvolle Los von Millionen Menschen. Auch Allergien, Krebs, Multiple Sklerose, Organerkrankungen und seelische Leiden; einfach alles kann sowohl der körperlichen als auch der geistigen Unordnung zugeschrieben werden.

Das alles kann der Vergangenheit angehören: Wenn das Becken schief ist, die Beine unterschiedlich lang sind, dann sind auch Muskeln verspannt, Sehnen verkürzt und die gesamte Statik ist verschoben. Es kommt zu dauerhaften Fehlbelastungen, blockierten Wirbelgelenken, Verschleiß der Stoßdämpfer, Bandscheibenvorfall, Austrocknung der Bandscheiben, Knorpelabbau, Ischiasnervreizung mit Ausstrahlung bis in die Beine und vieles mehr. Erschreckend ist: Pro Jahr werden in Deutschland 160.000 künstliche Hüftgelenke eingesetzt. Jedes Jahr werden in den USA 270.000 künstliche Kniegelenke eingesetzt, in Deutschland rund 60.000. Die Zahlen der Bandscheibenoperationen, Versteifungen der Wirbelsäule usw. kommen noch hinzu. Es ist aber nie zu spät, egal welche Diagnose vorliegt. Es soll keiner denken, er sei ein hoffnungsloser Fall. Hoffnungslos, weil ohne Hoffnung. Die meisten Kranken, denen Jesus geholfen hat, waren solche Hoffnungslosen. Immer wieder sagte

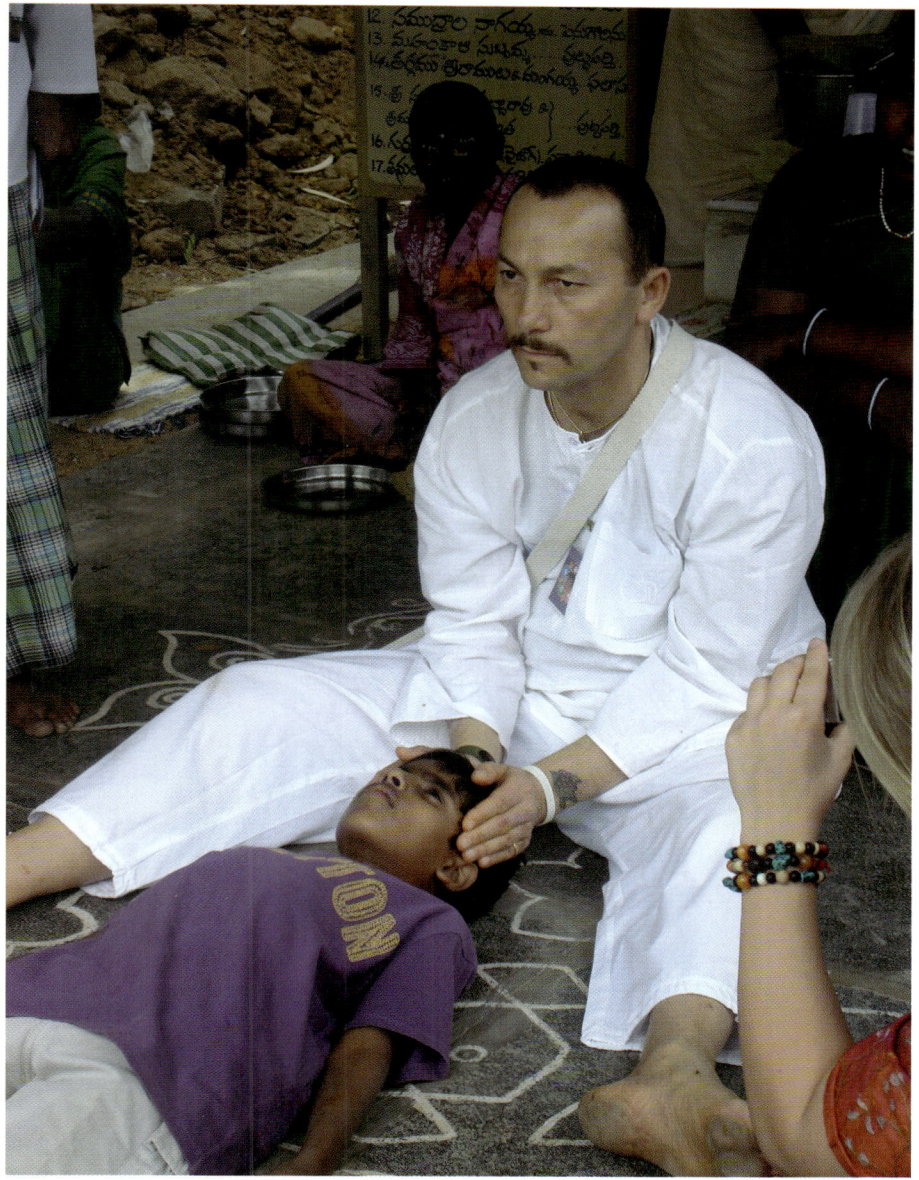

„Gott ist dort, wo die Veränderung ist.
Die Veränderung ist Gott."
Sathya Sai Baba

Heilbehandlung in Puttaparthi, Indien, Januar 2007

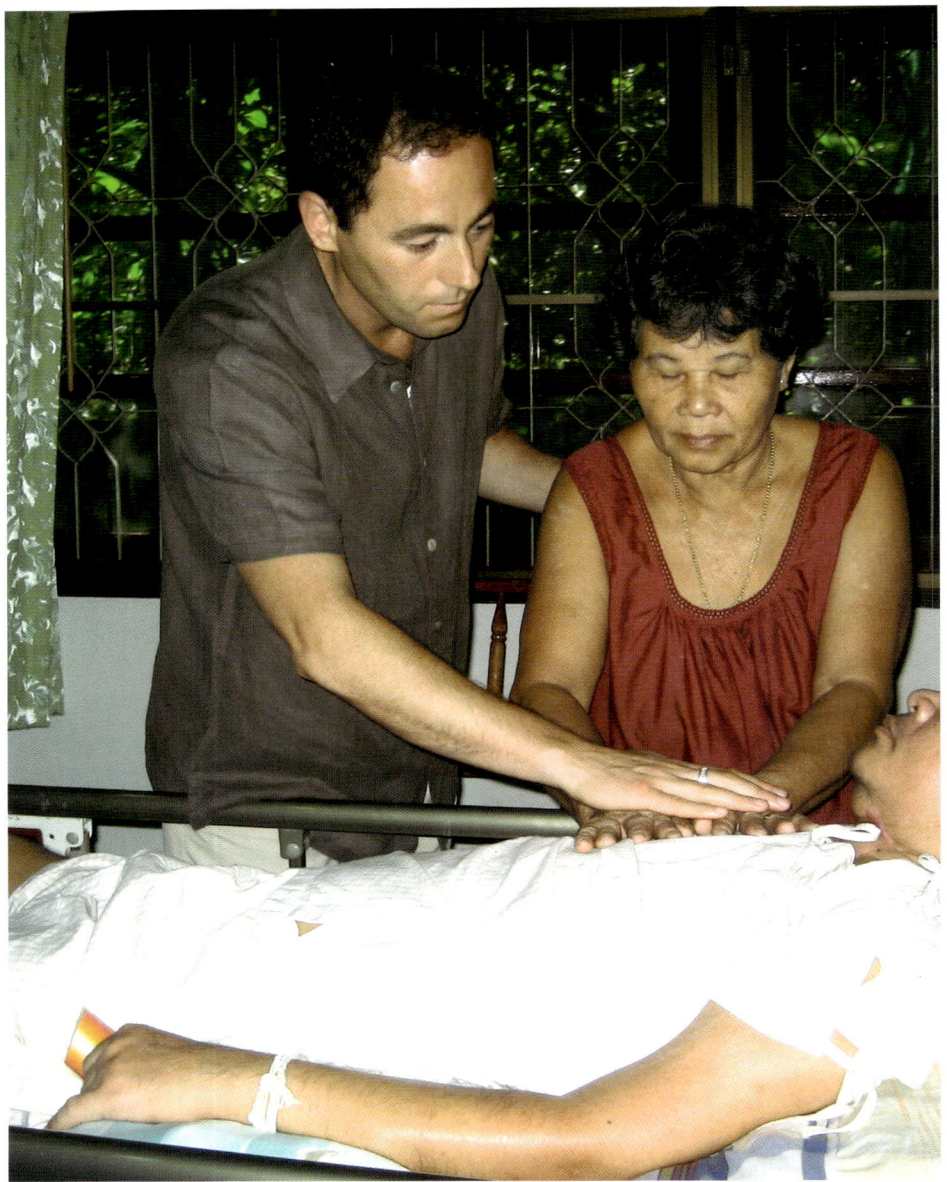

„Mögen alle Wesen in allen Welten glücklich sein.
Mögen wir eine lichtvolle Welt zeugen."

Alexander Toskar

Heilbehandlung in Trang, Thailand, Juli 2007

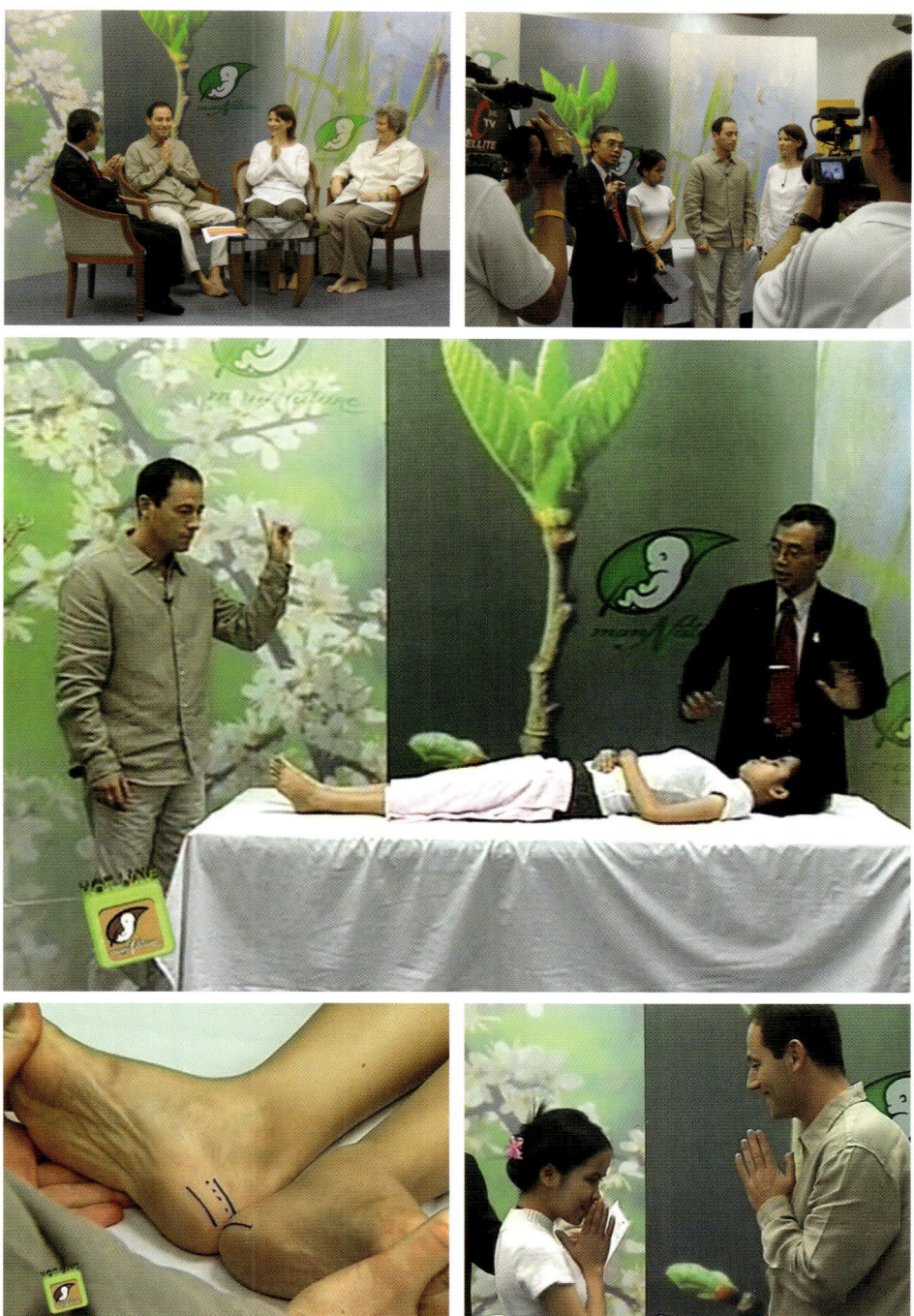

Fernsehsendung „Man Nature" im Asia AS-TV, Bangkok, Thailand

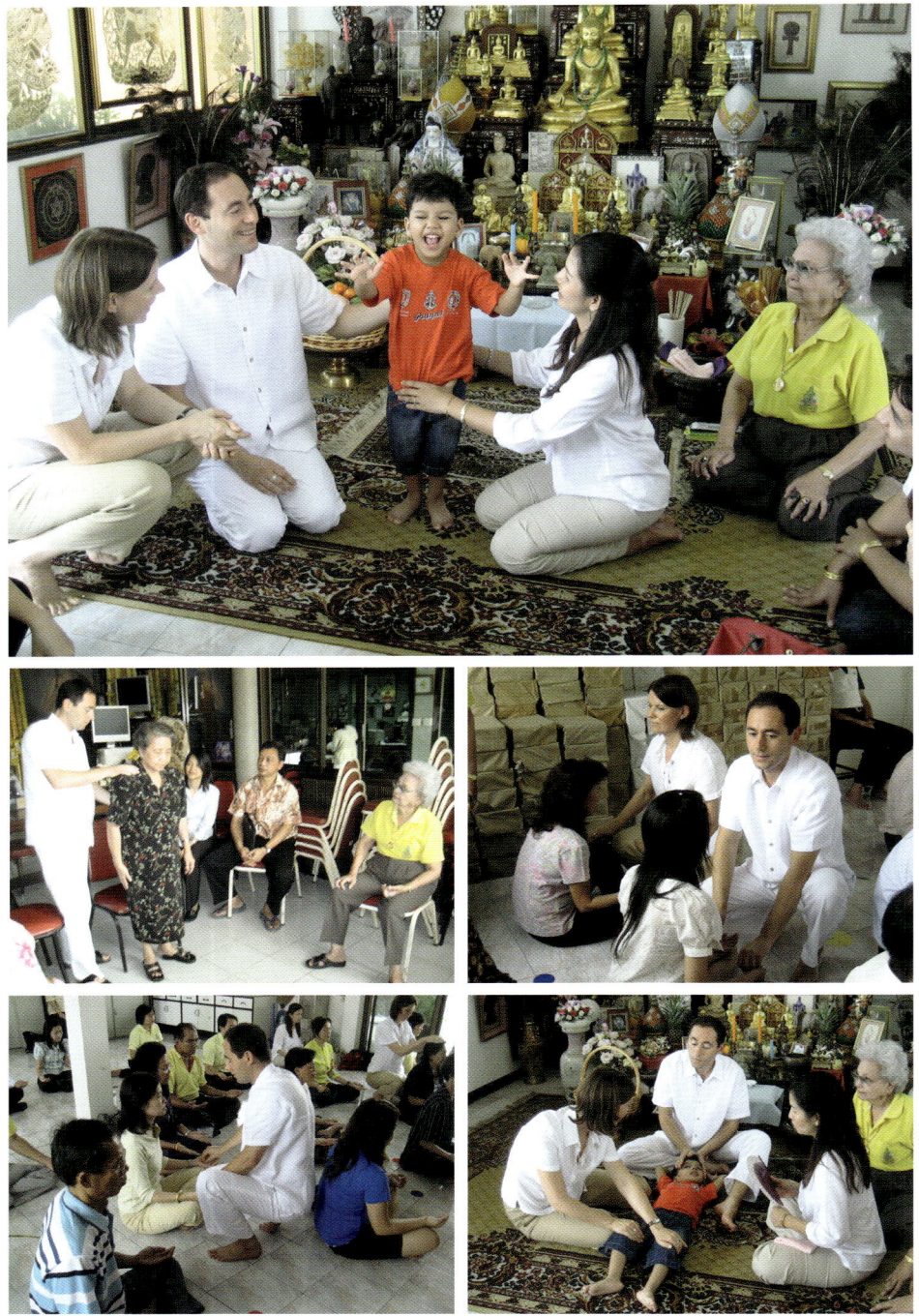

Heiltage bei Khun Ya in Bangkok, Thailand. Dezember 2006.

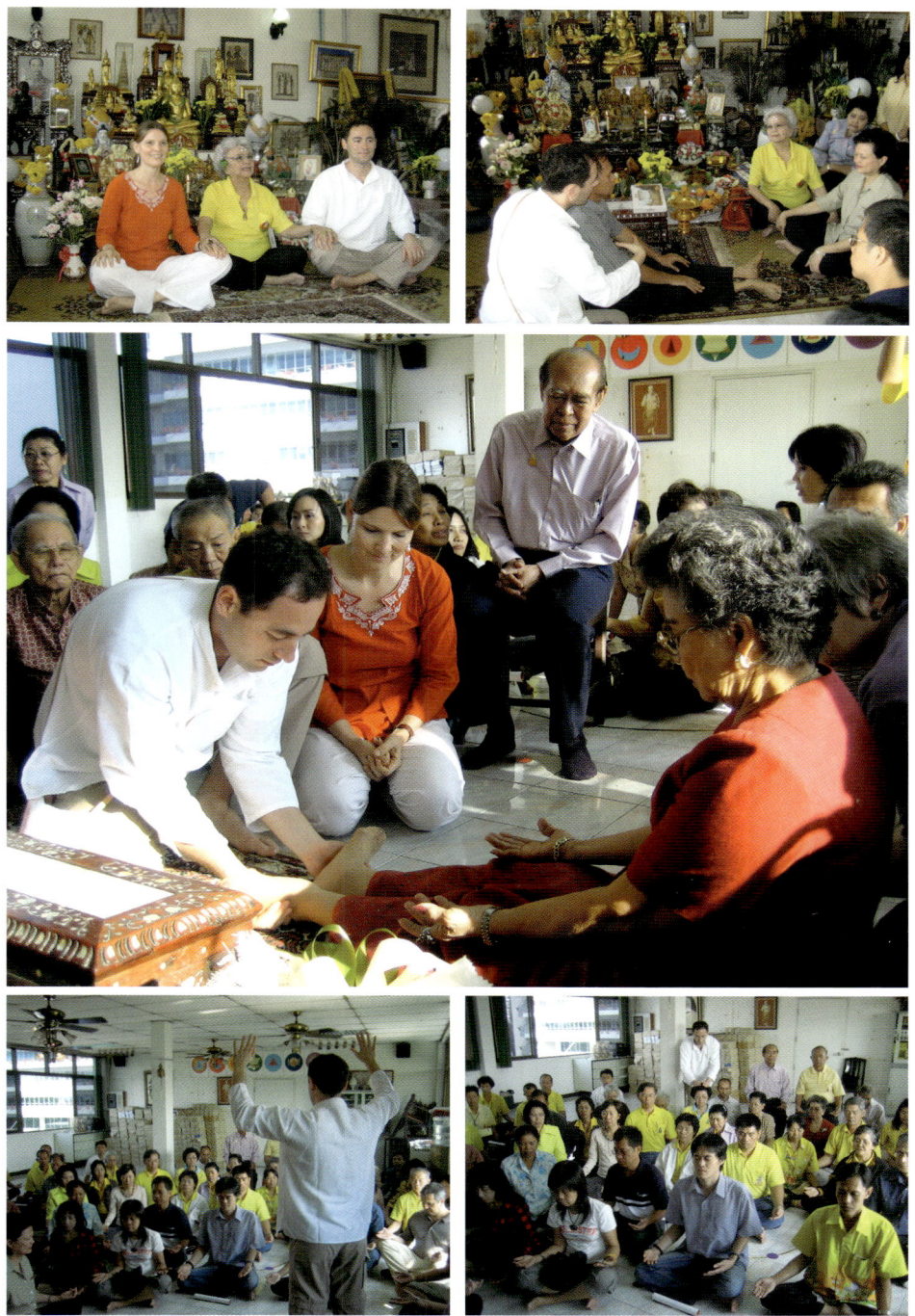

Heiltage bei Khun Ya in Bangkok, Thailand. Dezember 2006.

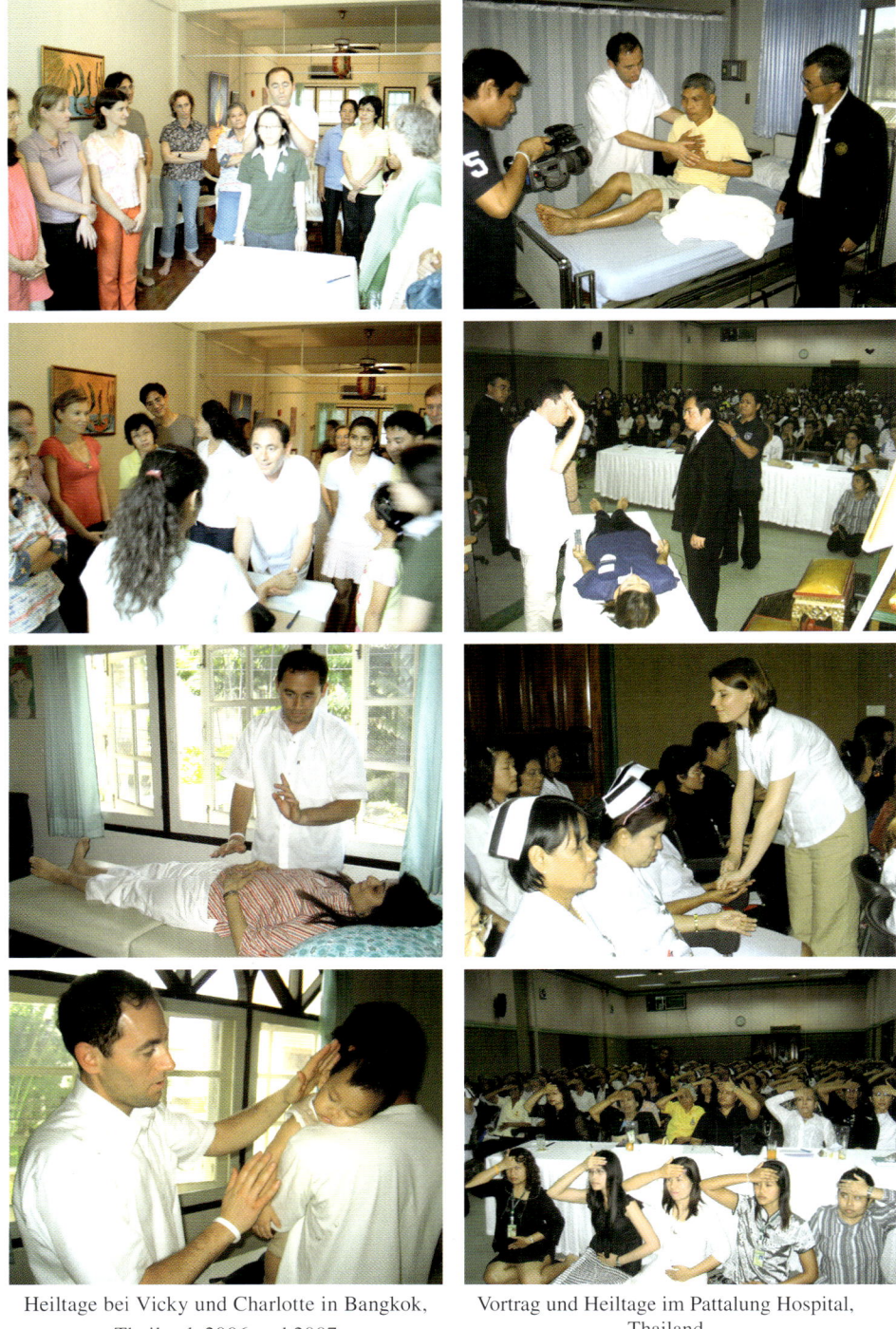

Heiltage bei Vicky und Charlotte in Bangkok, Thailand. 2006 und 2007

Vortrag und Heiltage im Pattalung Hospital, Thailand

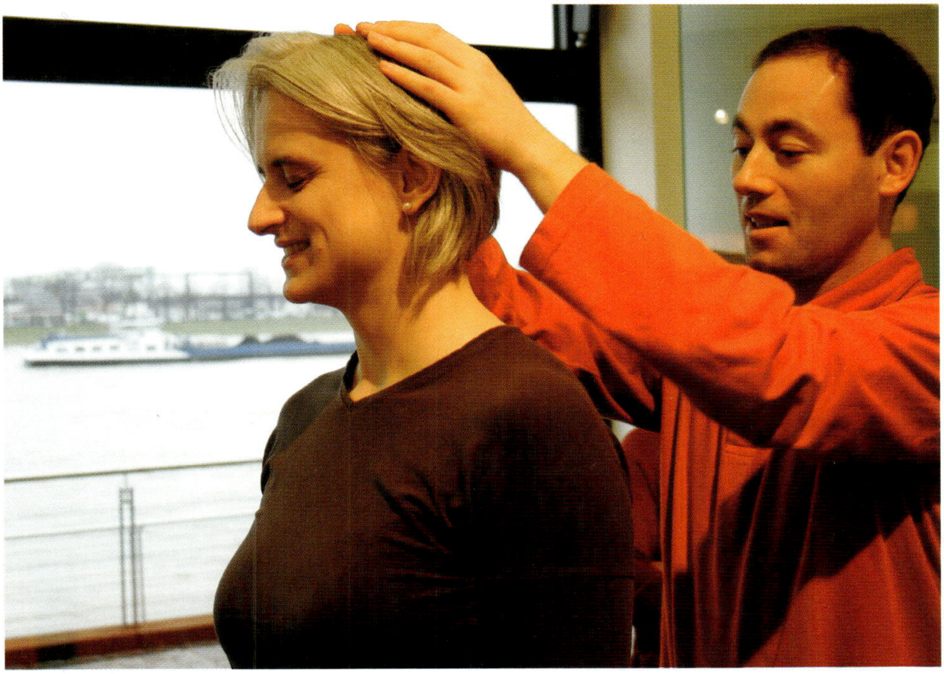

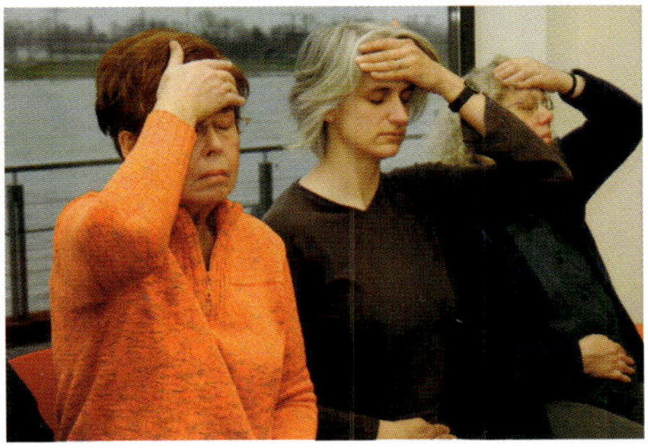

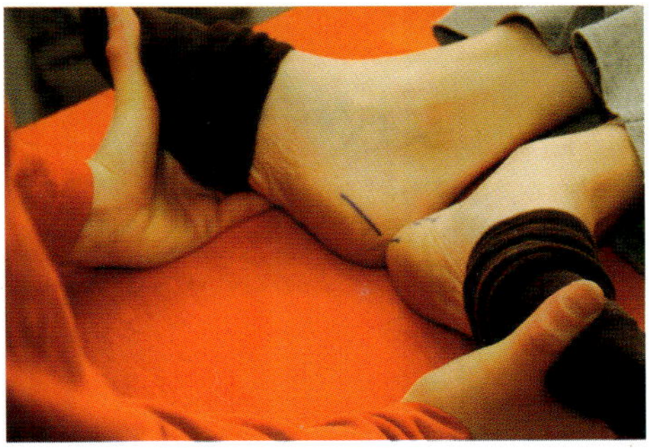

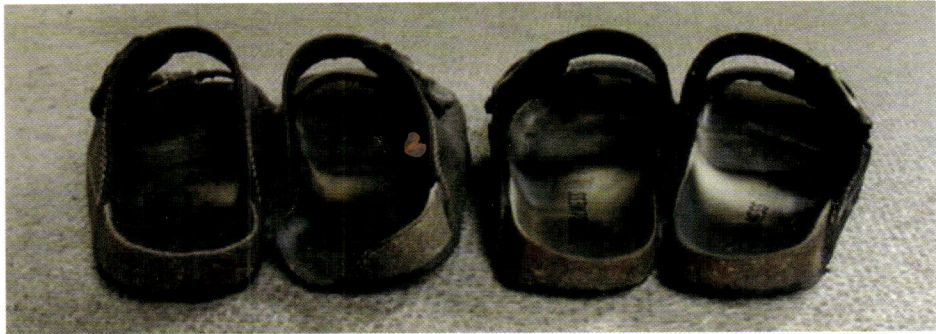

Heiltage in Köln, Dezember 2007.

Die Schuhe von Thomas nach jeweiils dreimonatigem Tragen, vor und nach der Begradigung

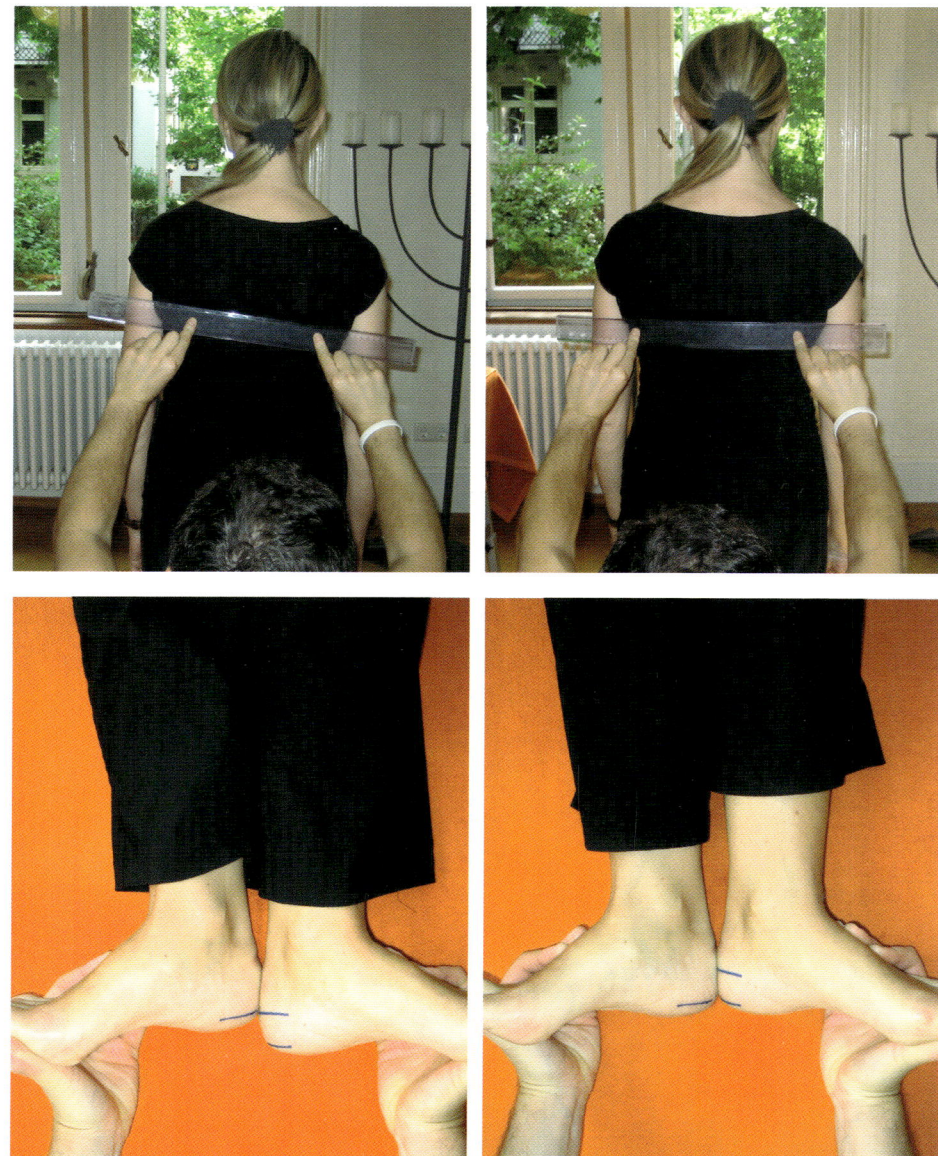

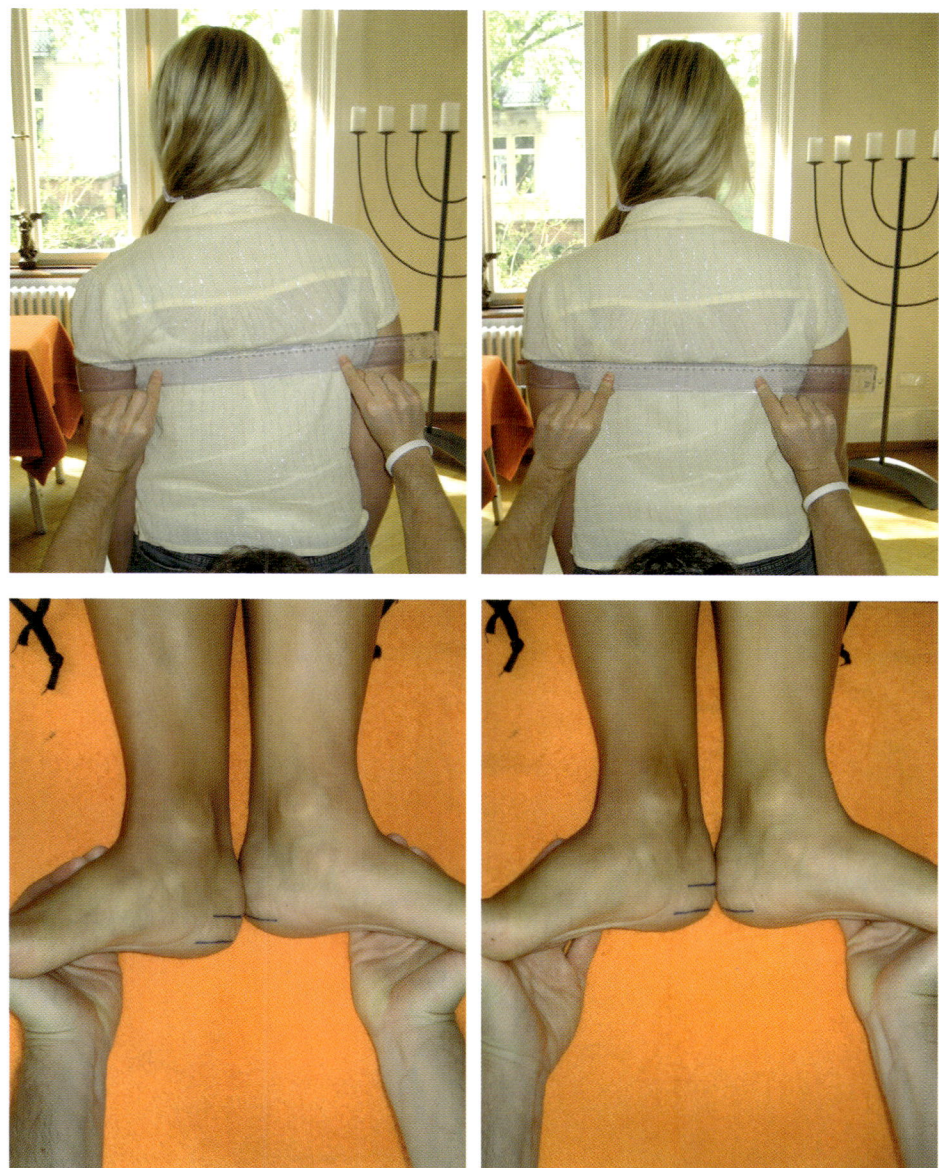

Bild vorher:
Schulterblattdifferenz 2,5 cm
Beinlängenunterschied 2 cm

Bild nachher:
Die „Göttliche Ordnung"
Der Ausgleich

Bilder links: Die Vielfalt von Einflüssen und Eindrücken verschaffen sich einen sichtbaren Ausdruck: Wirbelsäulenverkrümmung, Schulterblattdifferenz und unterschiedliche Beinlängen.
Bilder rechts: Die Herstellung der Göttlichen Ordnung erfolgt in Sekundenschnelle.
Befreiung und Aufrichtung der Wirbelsäule, Beckenschiefstandkorrektur und Beinlängenausgleich.

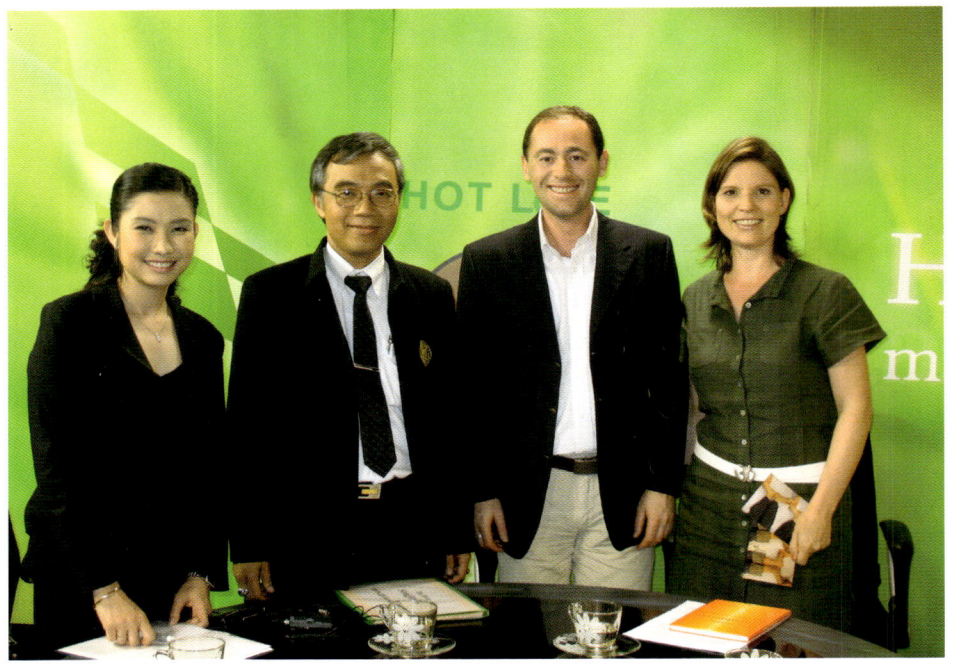

Live Sendung im Thai TV

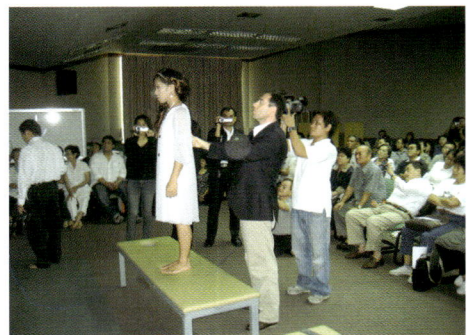
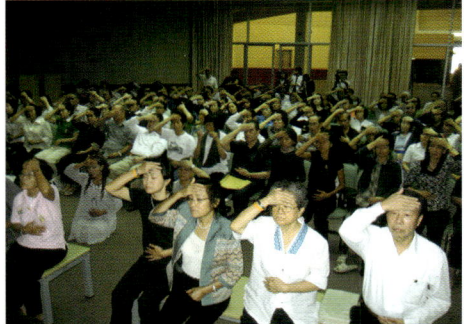

Vortrag beim Ministry of Public Health (MOPH)

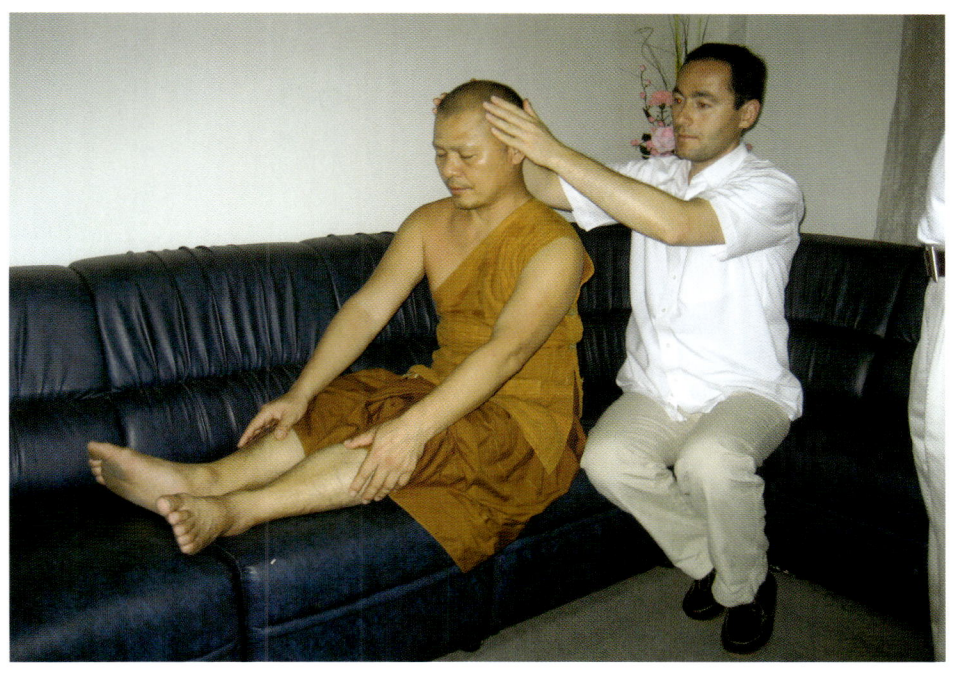

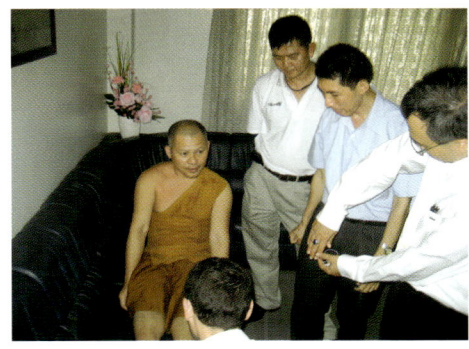
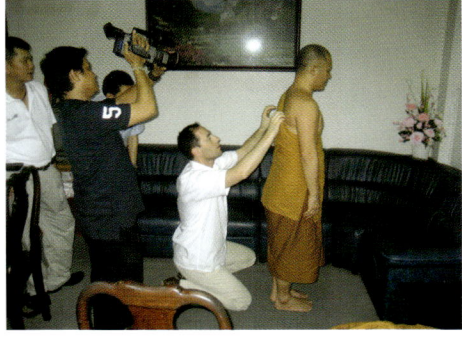

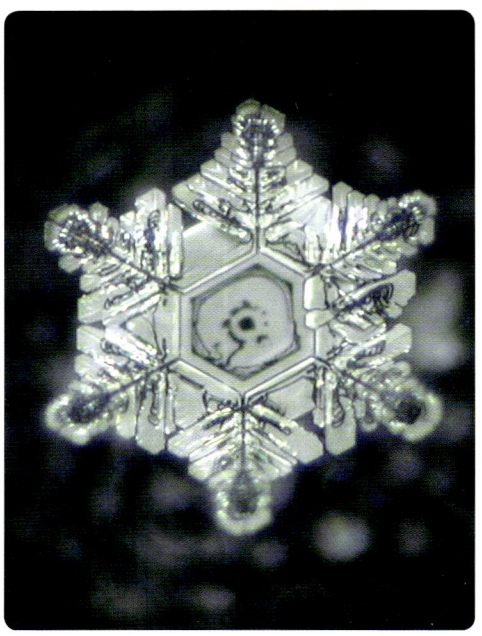
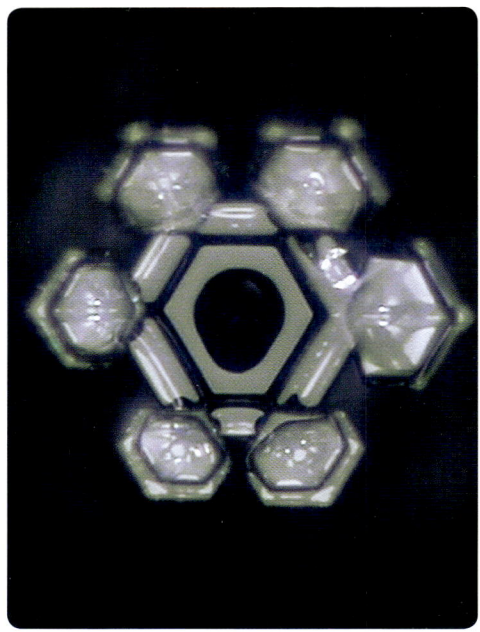
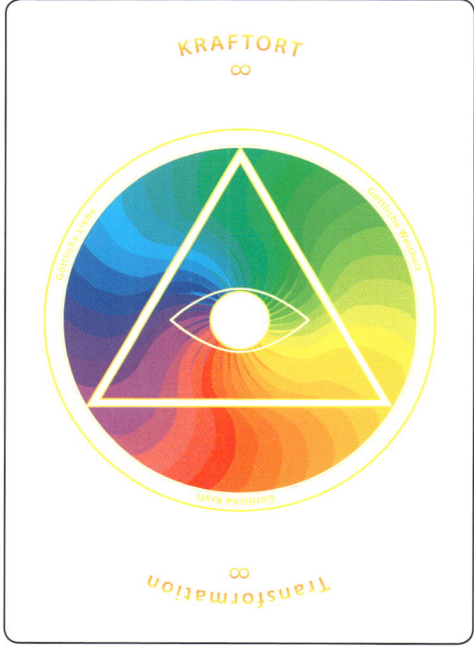
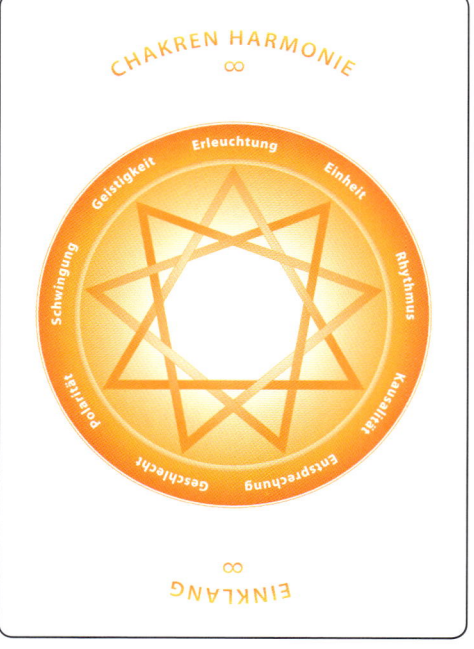

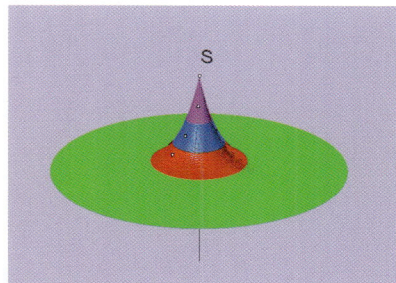 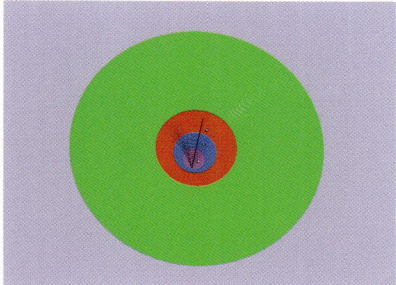

Abbildung A1

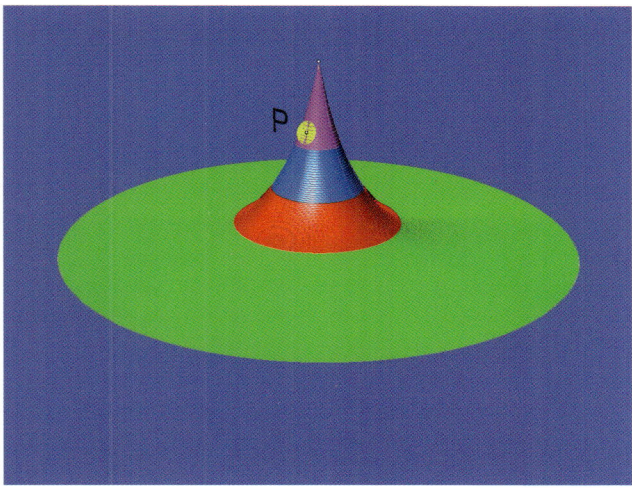

Abbildung A2

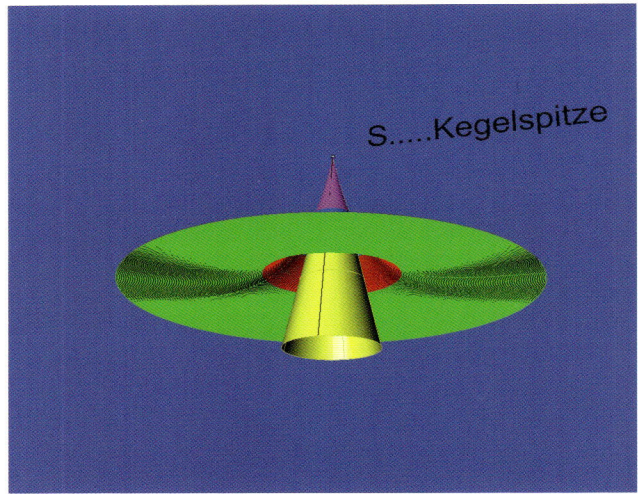

Abbildung A3

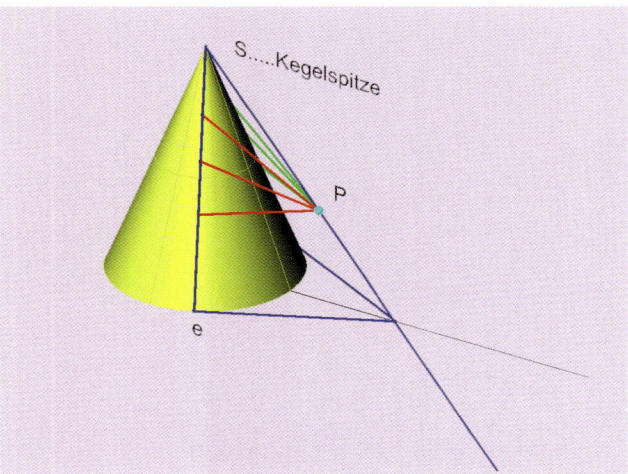

Abbildung A4

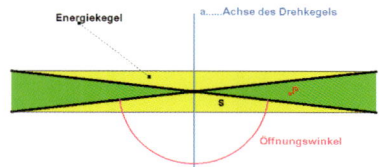

Abbildung A5

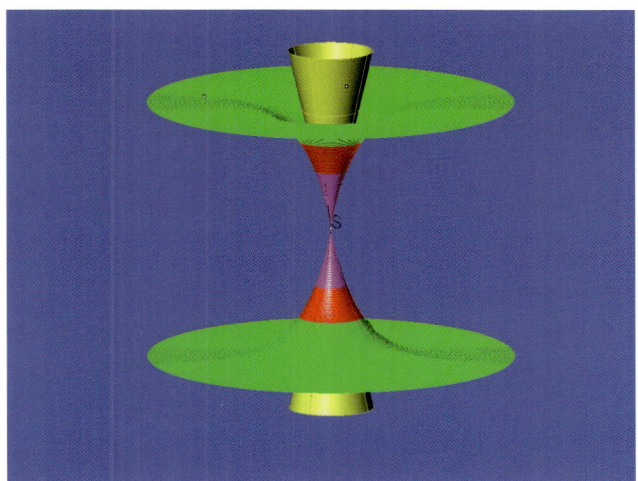

Abbildung A6

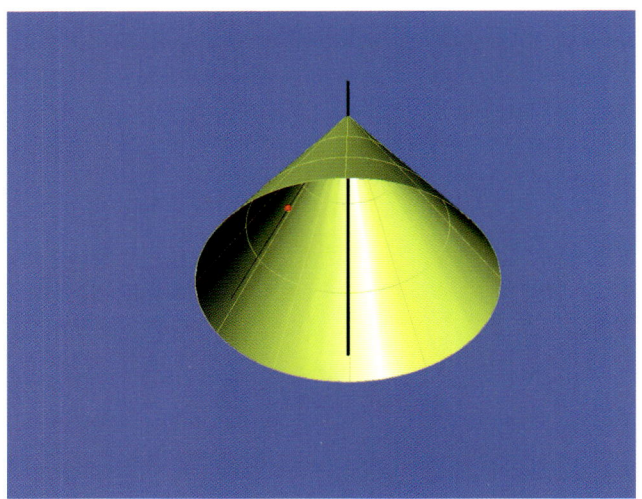

Abbildung A7

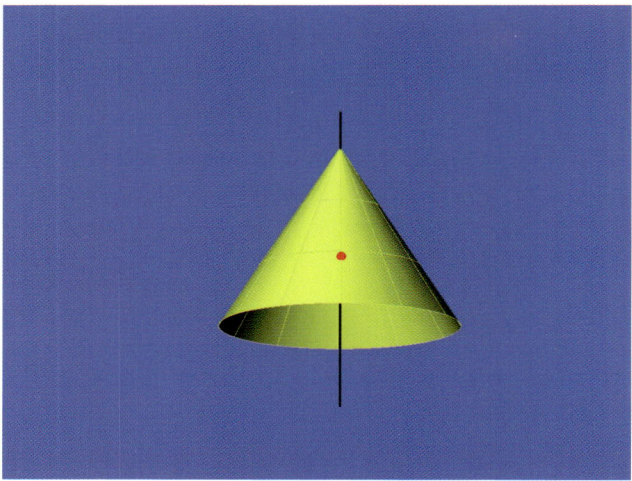

Abbildung A8

er: „Dein Glaube und Dein Vertrauen haben Dir geholfen." Das gilt heute wie damals. Viele Betroffene, die glauben, finden dank der Geistigen Aufrichtung ihre Gesundheit wieder. Die Geistige Aufrichtung geht weit über das Behandeln von orthopädischen Beschwerden und die Heilung einzelner Organe hinaus. Sie bringt den Geist des Menschen in die „Göttlichen Ordnung", nur dann kann unser Körper „in Ordnung" kommen und die Lebensenergie ihr Heilungswerk vollbringen.

Unsere physische Wirbelsäule

Das Wesentliche ist unsere Wirbelsäule. Sie ist es, die unser Körper-Seele-Geist-System aufrechterhält uns uns mit dem Himmel verbindet. Sie enthält die Nerven, die die Organe steuern. Durch die Wirbelsäule stehen die Organe in indirekter Verbindung mit dem Gehirn. Wenn sie nicht in Ordnung ist, zieht dies alle möglichen Anomalien nach sich. Man muss sich auch mit diesen Zusammenhängen beschäftigen, um das Wesen und Wirken der Geistigen Aufrichtung zu verstehen. Die physische Wirbelsäule ist das tragende Konstruktionselement des Menschen, aber auch der Träger der Lebensspannung. Beim Menschen besteht die Wirbelsäule aus dreiunddreißig bis vierunddreißig Wirbelknochen und den dazwischen liegenden Bandscheiben, deren gallertartiger Kern dem Druckausgleich dient. Diese beiden Strukturen werden durch Bandverbindungen und die kleinen Wirbelgelenke stabilisiert.

Der Wechsel von hartem Wirbelknochen und elastischer Bandscheibe drückt die polare Struktur der Wirbelsäule aus und ist notwendig für ihre Funktion. Das Harte gehört zum männlichen Prinzip, während das weiche, anpassungsfähige Wasser-Element das weibliche Prinzip symbolisiert. Im stetigen Wechsel der beiden Pole bildet die Wirbelsäule eine Ursymbolik ab, die in allen Kulturen bekannt ist.

Ein wichtiger Aspekt der Wirbelsäule ist ihre Schlangenform, eine von Natur aus doppelt s-förmig geschwungene Form. Wie die Äskulap-Natter um den Äskulapstab, ringelt sich die Wirbelsäule um eine gedachte Linie, welche die niedere mit der höheren Natur verbindet. Entlang dieser wird der menschliche Körper von unten zurück zur Erde und in die tierische Haltung gezogen. Die Ärzte der Antike wussten um diese Geheimnisse. Sie sahen ihre wichtige Aufgabe darin, das Tier im Menschen, die Natter, aufzurichten bzw. das Untere hochzuheben und den Menschen so mit den höheren Idealen zu verbinden.

Der Kopf wird vom ersten großen Halswirbel getragen, der breiter ist als die anderen, denn die ganze Last ruht auf ihm, dem sogenannten Atlas. Dies erinnert an die griechische Mythologie: Atlas trug die Erdkugel in der Nackenmulde, zwischen Kopf und Schultern. Schon eine geringe Verschiebung des Atlas stört das Gleichgewicht der Wirbelsäule. Gemäß dem Lebensgesetz von Hermes Trismegistos[60]: „Was oben ist, ist wie das, was unten ist, und was unten ist, ist wie das, was oben ist"[61] reagiert der unterste bewegliche Wirbel bei einer Verschiebung des Atlas mit einer Gegenbewegung, was einen Beckenschiefstand nach sich zieht.

Der große Mittler zwischen unserem Gehirn und dem Körper ist das Rückenmark. Mit seinen Nervenzellen und -fasern bildet es einen Teil des zentralen Nervensystems. Es verläuft gehirnabwärts in das verlängerte Mark und von dort die Wirbelsäule hinab bis zum zweiten Lendenwirbel. Das Rückenmark liegt eingebettet im sogenannten Rückenmarkskanal, dem Kanal für die Lebenskraft. Es wird von den vierunddreißig Wirbeln geschützt. Die Wirbelsäule stellt also eine Brücke dar zwischen dem Gehirn und den Körperbereichen und -funktionen.

Die Wirbelsäule ist mit einem Baumstamm vergleichbar. Der Baumstamm hält die Äste in ihrer Position und ermöglicht es so dem Baum, seine ihm eigene Gestalt zu erhalten. In gleicher Weise bestimmt die Wirbelsäule die Form des Rumpfs im menschlichen Körper und seine wahre Natur.

---

60 Hermes Trismegistos, der Dreimalgroße, auch als Thoth Hermes bekannt (3400 - 2100 vor Chr.) Er war der Vater der Künste und Wissenschaften sowie der Schrift Altägyptens, der Begründer der ägyptischen Kultur und der größte Erleuchtete der Völkerschaften des Nillandes.

61 Aus der „Tabula Smaragdina".

Die Wirbelsäule besteht aus sieben Halswirbeln (Cervicalwirbel), daran schließen sich zwölf Brustwirbel (Thorakalwirbel) an, die mit den Rippen verbunden sind und so den Brustkorb bilden, um die Lungen und das Herz zu schützen. Nach den Rückenwirbeln kommen die fünf Lendenwirbel (Lumbalwirbel), und noch tiefer liegen Kreuzbein (Sacrum) und Steißbein (Coccygis). Die oberen vierundzwanzig sind beweglich, die unteren fünf Wirbel des Kreuzbeins (Sacralwirbel) sind ebenso wie die vier bis fünf Steißbeinwirbel miteinander verwachsen.

Zur funktionalen Einheit der Wirbelsäule gehören noch fünfhundertfünfzig Muskeln und vierhundert Sehnen und Bänder des umgebenden Stützapparates. Diese sorgen für Stabilität und ermöglichen zugleich die Beweglichkeit in den einhundertvierundvierzig Gelenken.

Die menschliche Entwicklung und die der Wirbelsäule sind eng miteinander verknüpft. Die Aufrichtung des Menschen vor Millionen von Jahren auf die Hinterbeine wird als entscheidender Schritt zur Menschwerdung bezeichnet. Der aufrechte Gang ist in der Tierwelt bis heute einmalig. Zusammen mit der aufrechten Wirbelsäule ist der aufrechte Gang, anatomisch gesehen, das Menschlichste am Menschen.

Wissenschaftler sprechen davon, dass heranwachsende Kinder die wesentlichen Schritte der Stammesentwicklung der Menschheit in symbolisch verkürzter Form durchlaufen müssen. Der künftige Mensch beginnt als Einzeller, wird also zum Wasserwesen. Nach der Geburt liegt er wie die Reptilien auf dem Bauch, krabbelt dann auf allen Vieren, bevor er sich intuitiv auf seine zwei Beine stellt.

Der Embryo hat bis zum 4. Monat eine wesentlich längere Wirbelsäule, die bei anderen Wirbeltieren den Schwanz bildet. Die Embryologie entdeckte die Wirbelsäule als Weiterentwicklung jener Chorda dorsalis.[62] Am Anfang hat das ungeborene Wesen noch solch eine Ur-Saite. Es befindet sich noch in der symbolischen Einheit mit der Ur-Quelle. Im Laufe der Entwicklung entstehen mit der Dualität die gallertigen Kerne der Bandscheiben und die einzelnen Wirbelkörper. An der Wirbelsäule lässt sich nicht nur das Alter

---

62 Chorda dorsalis bedeutet rückwärtige Saite.

des individuellen Menschen ablesen, sondern auch die vielen Jahrmillionen der Menschheit.

So ist es nicht erstaunlich, wenn die allermeisten Wirbelsäulenprobleme entwicklungsgeschichtliche Wurzeln haben. Fast jeder Mensch kennt Rückenschmerzen.

Alles hängt an der Wirbelsäule

An die Wirbelsäule ist alles angeschlossen: Steuerzentren, Nervensystem, Sinnesorgane, Zähne, Drüsen, Atem- und Verdauungsorgane, Arme und Beine und so weiter. Über das Nervensystem und die angeschlossenen Steuerzentren werden Impulse und Schwingungsfrequenzen, Harmonie und Disharmonie registriert und an die Zellen und Organe weitergeleitet.

Alle Impulse unseres Herz-Verstand-Geist-Körpers sind in der Wirbelsäule erfasst. Umgekehrt beeinträchtigen Störungen und Blockierungen in der Wirbelsäule die Versorgung der entsprechenden Organe und angeschlossenen Zentren.

Die Funktion der Organe wird von den endokrinen Drüsen angeregt oder blockiert. Diese Tätigkeit der Drüsen hängt wiederum von den Chakras an der Wirbelsäule ab.

Der Zustand der Muskel- und Nervenkanäle der Wirbelsäule beeinflusst direkt die Ordnung, Harmonie und Gesundheit aller Körperteile und Körperfunktionen. Die Befreiung und Aufrichtung der Wirbelsäule und der freie Fluss der Lebenskraft sind daher entscheidend. Wenn Gefühle blockiert, Energie unterbrochen oder Handlungsfreiheit eingeschränkt wird, wird der Druck der Energie irgendwo in der Wirbelsäule wie auch im direkt betroffenen Bereich des Körpers gespeichert. Disharmonie in den Gedanken, in den Gefühlen usw. setzen sich in der Wirbelsäule fest. Sie sind zunächst nicht sichtbar, doch wenn sie sich weiter anhäufen, wächst die Energieblockierung und verwandelt sich in Ärger und Wut und wird zu anhaltender Traurigkeit und tiefsitzendem Groll.

Die Wirbelsäule ist eng mit unserem gesamten physischen wie auch mit unserem psychischen Körper verbunden, die ständig miteinander korrespondieren und aufeinander reagieren. Der Körperzustand ist daher immer die Widerspiegelung des jeweiligen Gemütszustandes, und jedes Leiden wurzelt in bestimmten seelischen Disharmonien.

Jeder körperliche Zustand ist Auswirkung und Ausdruck einer vorausgehenden seelisch-geistigen Haltung. Der Körper gibt Ausdruck von dem, was der Mensch empfindet, denkt und spricht. Sowohl der positiv wie auch der negativ denkende Mensch zeigt in seinem Äußeren, wer er tatsächlich ist. Einseitigkeit im Denken und Handeln wird zum Beispiel sehr genau registriert und über den Körper signalisiert. Jede Zelle des Körpers ist ein Hologramm[63], jede Zelle enthält das Wissen jeder anderen Zelle und somit des ganzen Wesens. Jede Zelle trägt in sich den Bauplan für den gesamten menschlichen Körper.

Hippokrates[64] sagte schon: Unordnung in einem Teil des Körpers bedeutet die Störung des ganzen Organismus. Es muß also die Gesamtharmonie hergestellt werden, dann wird das kranke Organ vom Organismus selbst geheilt.

Die Macht der Gedanken und Gefühle über den Körper ist tausendfach demonstriert worden. Emil Coué hat dargelegt, wie wiederholtes negatives Denken krank, positives hingegen gesund macht. Auch klinische Versuche haben diese Tatsache bestätigt. Emotionen und Lebenseinstellungen werden in der Wirbelsäule und im gesamten Körper wie in einem gewaltigen Computer gespeichert. Dieser Speicherung unterliegt, gleich einem Großrechner, eine systematische Struktur.

Durch diese „falsche" Denk- und Handlungsweise verändert sich die Körperstruktur. Der Mensch erkrankt nicht, weil dem Körper diese oder jene Spurenelemente und Stoffe fehlen. Er erkrankt, weil eine Vielfalt von auferlegten Gedanken-, Glaubens- und Verhaltensmustern auf ihn einwirken. Demzufolge können die Kräfte der Natur nicht so wirksam werden, wie sie von Gott gegeben sind, damit wir gesund werden und bleiben. Der Mensch ist „aus der Ordnung" gefallen.

---

63 Siehe Kapitel „Der göttliche genetische Code"
64 Hipporates war ein griechischer Arzt. Er studierte die medizinische Wissenschaft in Ägypten und in Indien. Seiner Lehre nach sollte der Organismus die Möglichkeit zur Selbstheilung schaffen.

Das Kreuz mit dem Kreuz

Der Körper vermag durch sein Aussehen und seine Bewegungen eine ganze Lebensgeschichte auszudrücken. Jede Krümmung, jeder Muskel berichtet über ein anderes Kapitel aus dem Leben. „Der Charakter des Individuums spiegelt sich auf der somatischen[65] Ebene durch Form und Bewegung des Körpers ebenso wider, wie er sich in seinen typischen Verhaltensmustern ausdrückt. Die Summe der Muskelanspannungen, als eine Einheit betrachtet, ... stellt den körperlichen Ausdruck des Organismus dar. Dieser Körperausdruck ist die somatische Veranschaulichung jener typisch emotionalen Ausdrucksformen, die man auf der psychischen Ebene als Charakter wahrnimmt."[66]

Der Körper formt sich entsprechend vorangegangener Emotionen und Gedanken, die ihn mit Leben erfüllen. Diese wiederum werden zur Gewohnheit und manifestieren sich im Körpergewebe. Die Übertragung von Geist in Materie und Materie in Geist gleicht einer niemals enden wollenden Ursache-Wirkungskette, in der jeder Impuls dem Gewebe zugeführt und im nächsten Augenblick zur neuen Erfahrung wird.

Das Zusammenspiel von Muskeln und Gewebe verfestigt sich. Einige Muskelpartien verkürzen oder verdicken sich, auf andere greift Bindegewebe über, andere Partien werden schlicht unbeweglich, auch innere Organe werden aus ihrer gewohnten Lage verdrängt. Daraus formen sich zwangsläufig auch emotionale Muster. Wenn dies erst einmal geschehen ist, kann der Mensch seine körperliche Grundlage nicht mehr verändern. Er kann sie nicht mehr durch eigene geistige (mentale) Beeinflussung korrigieren. Sondern er lebt und bewegt sich nach „eng begrenzten" Mustern.

---

[65] Auf der körperlichen Ebene
[66] Birdwishtell, Kinesics and Context

Nehmt euch einige Minuten Zeit und schaut euch selbst an, achtet dabei auf die Beziehung zwischen der linken und rechten Körperhälfte, auf die Proportionen der oberen und unteren Körperhälften. Vermeidet kritische Äußerungen über euren Körper oder über seine Prozesse. Jeder wird feststellen, dass auch in seinem Körper Unausgewogenheiten und Unebenheiten vorhanden sind. Das linke Bein ist länger als das rechte, die linke Hüfte höher als die rechte, das Becken ist bei manchen zur Seite gedreht; bei Frauen kann die eine Hüfte auch etwas breiter geformt sein als die andere.

Man kann sich auch im Spiegel beobachten und erkennen: Der Hals ist ein wenig gedreht oder sogar zur Seite geneigt. Eine Schulter ist höher als die andere, dadurch erscheinen auch die Arme unterschiedlich lang. Die Wirbelsäule verläuft nicht gerade; sie weist eine oder mehrere Krümmungen auf, ist im Oberkörper gebückt oder verläuft im Lendenbereich stark nach vorne. Die Muskelkraft ist ungleichmäßig über den Körper verteilt, so wie eure Interessen und Gewohnheiten über euer Leben verteilt sind.

Ihr werdet viele Asymmetrien im Körper feststellen. Das kommt weder von einer „schlechten" Haltung aus früher Schulzeit noch von bestimmten Arbeitstätigkeiten. Der Keim, das Samenkorn, hierfür wurde uns bereits „in die Wiege gelegt". Er wächst und entfaltet sich je nach Vererbung, seelischer und geistiger Verfassung, physischer Aktivitäten, physischer als auch psychischer Ernährung und sozialer Umgebung.

Psychosomatische Deutungen und Geschichten von augenblicklichen Leiden oder vergangenen Erfahrungen haben für die Geistige Aufrichtung keine Bedeutung. Die Psychosomatik erforscht heute mehr und mehr die Verbindung zwischen Psyche und physischem Körper und ihre Wechselwirkungen. Aber der Tatsache, dass jede Krankheit ihren Ursprung in geistigen (mentalen und emotionalen) Ursachen hat, wird sie nicht zustimmen. Dennoch wird sich eines Tages herausstellen, dass dem so ist. Ich nenne dennoch einige Zusammenhänge zwischen Disharmonien in den Gedanken und in den Gefühlen und dem physischen Körper; denn für viele Menschen ist es wichtig, die psychische Zuordnung von Körpersymptomen zu verstehen. Krankheiten haben den Sinn, uns auf unsere Lebensweise hinzuweisen und aufzurufen: „Wie und wofür lebst Du? Wie gehst Du mit Deinen Energien und Kräften um?"

Unsere linke und rechte Körperseite entsprechen verschiedenen Aspekten. Die rechte Gehirnhemisphäre kontrolliert die meisten motorischen und neuromuskulären Funktionen der linken Körperhälfte, während die Funktionen der rechten Körperhälfte von der linken Hemisphäre gelenkt werden. Die linke Körperseite bringt das weibliche Prinzip zum Ausdruck. Empfangende Kräfte, Emotionalität und Kreativität haben auf dieser Seite ihren Sitz. Die rechte Seite bringt das männliche Prinzip zum Ausdruck, sie gilt als Sitz der schöpferischen Kräfte und Aspekte wie Logik, Autorität und Dynamik.

Das männliche und weibliche Prinzip wirken in ganz bestimmte Weise aufeinander ein. Will ein spirituell Suchender das Gesetz der Polarität in seinem Leben zur Entfaltung höherer Eigenschaften anwenden, dann stellt er eine Verbindung zum Göttlichen Pol her. Um die männlichen Eigenschaften wie Autorität, Stärke oder Kraft zu erwerben, verbindet er sich mit dem weiblichen Prinzip, der Göttlichen Mutter. Will er Eigenschaften wie Empfangsbereitschaft, Demut, Sanftmut und Gehorsam erwerben, stellt er eine Verbindung zum Himmlischen Vater her. So kann er die Tugenden des ihm entgegengesetzten Pols anziehen.

Die Wirbelsäule und ihre Verbindungen zu den Geweben, Drüsen, Organen

HWS C1 - C7
- C1 Kopf, Gesichtsknochen, Blutzufuhr, Gehirn, Ohren, Sympathikus
- C2 Augen, Hörnerven, Stirn, Zunge, Sehne
- C3 Wangen, Zähne, Ohren, Gesichtsknochen
- C4 Mund, Lippen, Nase, Ohrentrompete
- C5 Stimmbänder, Rachenhöhle, Halsdrüsen
- C6 Halsmuskeln, Mandeln, Schultern
- C7 Schulterschleimbeutel, Ellenbogen, Schilddrüsen

BWS Th1 - Th12
- Th1 Unterarm, Hand, Luftröhre, Speiseröhre
- Th2 Herzklappen, Herzkranzgefässe
- Th3 Brustkorb, Lungen, Brüste, Bronchien
- Th4 Gallenblase und Gallengänge
- Th5 Leber, Blut, Solarplexus
- Th6 Magen
- Th7 Zwölffingerdarm, Bauchspeicheldrüse
- Th8 Milz, Zwerchfell
- Th9 Nebennieren
- Th10 Nieren
- Th11 Harnröhren und Nieren
- Th12 Dünndarm, Eileiter, Blutkreislauf

LWS L1 - L5
- L1 Dickdarm
- L2 Bauch, Appendix, Oberschenkel, Blinddarm
- L3 Geschlechtsorgane, Blasen, Knie
- L4 Ischias, Rückenmuskel, Prostata
- L5 Bein, Fußknöchel, Fuß, Hüfte, Mastdarm, After

Kreuzbein Hüftknochen, Gesäß

Steißbein Enddarm, After

Die Wirbelsäule ist sehr wichtig

An einem Nachmittag (in Indien) kam Sathya Sai Baba, wie immer langsam und majestätisch einherschreitend, zu uns und setzte sich in Seinen Sessel. Er sah einen Jungen in der ersten Reihe an. Der Junge saß mit gekrümmtem Rücken da.

Swami sagte zu ihm: „Sitz gerade! Du solltest nicht so einen krummen Rücken machen. Sitz gerade! Warum? Eine gerade Wirbelsäule erleichtert die Blutzirkulation. Wenn Du mit so einem krummen Rücken sitzt, wirst Du Probleme bekommen. Außerdem führt eine krumme Wirbelsäule zu Gedächtnisverlust. Ihr jungen Studenten solltet nicht euer Gedächtnis verlieren. Wenn die Wirbelsäule bei einem Unfall verletzt wird, hat das oft den Tod zur Folge. Die Wirbelsäule ist also ein sehr wichtiger Körperteil; ihr müsst gut darauf achtgeben."

Die Wirbelsäule steht für Dynamik und zugleich für Statik, Halt und Aufrichtigkeit, für den menschlichen Aufstieg. Bei der seitlichen Verkrümmung der Wirbelsäule handelt es sich um eine unbewusste Abweichung von der eigenen Mitte, nicht im Lot sein, mangelnde Aufrichtigkeit oder sich durchs Leben schlängeln wollen.

Die Form der Wirbelsäule spiegelt den gewohnheitsmäßigen geistigen Zustand wider. Die Wirbelsäule eines unterwürfigen oder eines nachgiebigen Menschen hat in der Regel eine ganz andere Form als die eines aggressiven Menschen, der keine Konfrontation scheut. Während der unterwürfige Mensch eher mit gerundeten Schultern in sich zusammensackt, streckt der aggressive Mensch zumeist die Brust nach vorn. Ist der menschliche Geist aufmerksam, richtet die Wirbelsäule sich auf. Ist er dagegen schwerfällig, sackt die Wirbelsäule in sich zusammen. Beginnt aber der Mensch tiefer nach den möglichen Ursachen zu forschen und beschäftigt sich nicht nur mit der äußeren, sichtbaren Form, der Materie, dann beginnt er vielleicht die Zusammenhänge zu entdecken, die sich speziell in seinen Gedanken, in seinen Gefühlen und in seinem Körper vollziehen.

Wendet sich der Lebensschwerpunkt nach links, zur weiblichen Seite, verschaffen sich weibliche Aspekte mehr Ausdruck, die rechte, männliche Seite kommt zu kurz. Umgekehrt wird die weibliche benachteiligt und die rechte Seite überbelastet. Bei starker Abweichung der Wirbelsäule von der Mitte sind auch die inneren Organe des Brustkorbes belastet und Funktionen und Fähigkeiten beeinträchtigt. Den körperlichen entsprechen seelische Verbiegungen sowie krumme Lebensumstände.

Die seitliche Verbiegung der Wirbelsäule hat eine Doppelbedeutung. Der Mensch dreht sich von etwas weg, etwas anderem wendet er sich zu. Besonders in der Zeit der Pubertät kommt es zu einer plötzlichen Wirbelsäulenverkrümmung, es sind viermal mehr Mädchen betroffen als Jungen. Manche hängen wie ein Fähnchen im Wind, anderen fehlt es oft an seelischer Distanz oder sie versuchen sich im Leben durchzuschlängeln. Unverbindlichkeit, Unentschlossenheit und die Neigung zu Umwegen spiegelt sich in der krummen Wirbelsäule wider.

Die Bandscheiben symbolisieren das weibliche Prinzip der Wirbelsäule. Sie versuchen stetig den inneren Druck, wie Selbstunsicherheit oder Demütigung, auszugleichen. Bandscheibenprobleme werden somit durch bewusste physische Last und vor allem unbewusste geistig-seelische Überlastung ausgelöst. Irgendwann, z.B. bei existenzieller Überlastung, wird das weiche Gewebe von den harten Wirbelkörpern so sehr eingedrückt, dass der Faserring reist. Im Bandscheibenvorfall ist die Tendenz, zunehmendem geistigen Druck einfach auszuweichen, verkörpert. Physisch verliert der Gallertkern seine Elastizität, kann nicht ausweichen und drückt, Schmerzen verursachend, auf die umliegenden Nerven.

In unseren Schultern setzen sich regelmäßig eine Vielzahl von Erlebnissen fest, vor allem schwere Verantwortungen lasten auf den Schultern. Sie spiegeln wider, welche Verantwortung ein Mensch trägt und wie es ihm dabei geht. Ist die linke Schulter tiefer als die rechte, sind die empfangenden weiblichen Prinzipien im Umgang mit anderen bei diesem Menschen stärker ausgeprägt. Wenn die rechte Schulter die tiefere ist, so tritt dieser Mensch der Welt in einer überwiegend männlichen Haltung gegenüber. Zur Fähigkeit, physische Lasten zu schultern und zu tragen, kommen auch die Lasten im übertragenen Sinne, die auf die eigenen Schultern genommen werden. Damit ist die Möglichkeit der Überlastung in beiderlei Hinsicht gegeben. Hängende, runde Schultern vermitteln Überlastung eines Menschen und Verantwortung, die auf seinen Schultern lastet. Menschen mit schmalen Schultern fehlt es oft an Kraft, ihr Leben in die Hand zu nehmen. Sie wirken emotional schwach und abhängig.

Nach vorne gebeugte Schultern zeigen eine chronische Haltung des Selbstschutzes und der Furcht, verletzt zu werden; ebenso wie bei Menschen mit hochgezogenen Schultern, die nicht in der Lage sind, aus ihrer ängstlichen Haltung in die normale Ruhestellung zurückzukehren. Zwischen hochgezogenen Schultern scheint sich ein ängstlicher Kopf zurückzuziehen. Schultern und Brustkorb können auch mit der Entwicklung des Egos verglichen werden. Überentwickelte Schultern zeigen ein übermäßig entwickeltes Ego an, wie bei Menschen mit erweitertem Brustkorb. Wenn sie schmächtig sind, spiegeln sie ein schwaches Ego wider, wie bei Menschen mit verengtem Brustkorb. Die Vorderseite des Körpers spiegelt das soziale und bewusste Selbst wider. In der Rückseite des Körpers werden eine Menge von unerwünschten wie störenden Emotionen gespeichert; entlang der Wirbelsäule und in den Rückseiten der Beine.

Der Rundrücken zeigt, dass sich jemand nicht gerade machen kann und „kein Rückgrat" hat. Er symbolisiert eine ganze Lebenseinstellung, das Fehlen von Geradlinigkeit und einer eigenen Linie; Unehrlichkeit zum eigenen Leben; eine verletzliche Vorderseite, die versteckt wird.

Das Hohlkreuz, das Gegenteil vom Rundrücken, ist bei Menschen zu beobachten, die versuchen, es allen recht zu machen. Die an sich schon federnde Haltung der Wirbelsäule treibt sie ins Extrem, und sie federn sich durchs Leben.

Der Buckel beruht auf einer Wirbelsäulenverkrümmung nach vorn, bzw. Krümmung der Brustwirbelsäule nach hinten, auch Kyphose genannt, und kann verschiedene Bedeutungen haben. Es geht darum, aus der gedemütigten Haltung Demut zu lernen. Ich begegne vor allem älteren Menschen, die betroffen sind. Für Familienmitglieder, die die Älteren zum Heiltag begleiten, ist die sichtbare Veränderung nach der Aufrichtung sofort erkennbar. Die Menschen mit dem Buckel sind verwandelt, sie spüren eine Erleichterung und fühlen sich aufrechter und selbstbewusster zugleich.

Die Brust hat die Funktion, Gefühle, Gedanken und Reaktionen zu bündeln und umzuformen. Bestimmte Empfindungen können die Muskulatur in der Brust und das darunter liegende Zwerchfell verhärten und den Atmungsapparat beeinträchtigen. Selbst ein Yogalehrer, den ich in Köln kennenlernte, wusste von einem „Korsett voller Spannungen" zu berichten. Bereits einen Tag nach der Geistigen Aufrichtung spürte er während seiner Pranayama-Praxis[67] „mehr Flexibilität der Lungen und mehr Raum im Brustkorb". So kann er nun die ihm zur Verfügung stehende Lebenskraft voll ausschöpfen. Eine verbesserte Funktion der Atmung und des Körpers ist die Voraussetzung für harmonische Gefühlszustände. Ein Mensch, der länger ausatmet als er einatmet, nimmt im Leben die Rolle eines „Gebenden" ein. Menschen, die das Leben mit verringerter Energie angehen, atmen dagegen länger ein, sind die „Nehmenden".

Das Becken ist das Fundament der Wirbelsäule, auf dem der ganze Oberkörper ruht. Es verbindet unsere Fortbewegungsorgane miteinander und stellt die Hauptverbindung zwischen Rückgrat und Rumpf dar. Die Region des Beckens enthält die Kreuzbein- und Steißbeinwirbel, die für das Funktionieren der Nervenbahnen zuständig sind, welche die anal-sexuellen Aspekte des Körpers aktivieren und die Lebensenergie in die Beine liefern. Im Becken ruht auch die Kundalini-Sexualkraft.

Die untere Körperhälfte steht in direktem Kontakt zur Erde und zu den Kräften der Erde. Sie ist auf Privatleben, Ruhe und emotionale Stabilität ausgerichtet. Ihre Funktionen sind Stabilisierung, Bewegung, Balance, Stütze und Halt. Die obere Körperhälfte bezieht sich auf soziale Kontakte, Selbstbehauptung und Vorwärtsstreben.

Ein Beckenschiefstand stört enorm den Energiefluss zwischen den oberen und unteren Körperhälften. Wenn das Becken schief ist und die Beine unterschiedlich lang sind, dann sind auch Muskeln verspannt, die Sehnen verkürzt und die gesamte Statik ist verschoben. Es kommt so zu dauerhaften Fehlbelastungen. Die Richtigstellung des Beckens durch die Geistige Aufrichtung ist

---
67 Atemübung

daher eine Notwendigkeit für ein vitales und freies Fließen der Lebenskraft. Der freie Fluss der Lebenskraft im Rückenmarkskanal ist wiederum für unsere Gesundheit entscheidend. Viele der Menschen, die zu mir zur Heilbehandlung kommen, haben Probleme mit der unteren Rückenpartie. Sonst fühlen sie sich gesund, teilen sie mir mit. Der untere Rücken befindet sich im Zentrum einer Vielfalt von Leidenschaften, Konflikten und psychosomatischen Bedürfnissen. Für die Betroffenen ist dank der Geistigen Aufrichtung die Befreiung von Verspannungen und Stress nach wenigen Augenblicken bereits spürbar.

Unsere Füße und Beine stellen den physischen Kontakt mit der Erde und die geistige Stabilität dar. Die Weise, wie ein Mensch physisch auf dem Boden steht, gleicht oft der Festigkeit seines emotionalen Standes. Die Füße stehen mit dem Boden und der Wirklichkeit in direktem Kontakt. Sie zeigen Charakterzüge und Eigenschaften wie Stabilität, Bodenständigkeit, Gewandtheit in Bewegung und Leichtigkeit und Gegenwärtigsein. Füße zeigen die fortwährende Haltung, die man annehmen muss, um dem Leben erfolgreich begegnen zu können.

Ein Beinlängen-Unterschied verursacht daher einen Gleichgewichtsverlust der physischen Gesamtstruktur und eine Blockierung von wichtigen Lebensaspekten. Dies führt auch zu starken Verspannungen von Fußgelenken, was ich auch häufig in unserer Heilpraxis beobachte. Nur wenige Augenblicke nach der Aufrichtung kehrt Flexibilität und Vitalität in Knie- und Fußgelenke zurück. Alle Körperteile haben ähnliche psychosomatische Funktionen. Die Wirbelsäule, die Schultern und die Beine jedoch sind die deutlichsten Merkmale für das Zusammenspiel von psychischem und physischem Körper.

Die Geistige Aufrichtung gewährleistet das gesunde Funktionieren der Wirbelsäule, so dass auch der Seele-Geist-Körper voll lebensfähig sein und die dem Menschen zu Verfügung stehende Lebenskraft ganz genutzt werden kann. Hier wirkt der unendliche Geist des Guten, die Liebe Gottes. Die Herstellung der göttlichen Ordnung durchleuchtet die gesamte Psyche und die Ursache-Wirkungskette und nimmt ihnen regelrecht die Bedeutungen. Hier wird besonders deutlich, wie wichtig es ist, die Lebensachse des Menschen mit Hilfe der Geistigen Aufrichtung ins Lot zu bringen. An der eigenen Lebensachse Halt zu finden; aufrichtig und ehrlich zu werden; rechtschaffen zu sein.

Ich will, dass jeder zu einer starken, gefestigten und geradlinigen Person wird; wenn wir es zulassen und wünschen, uns in unserem Herzen und unserem Wesen von der Göttlichen Aufrichtung erfassen und verwandeln zu lassen. Dann kommt alles in Ordnung, innen wie außen. Es geht um die Aufrichtung des menschlichen Geistes, dass wir uns mit dem göttlichen Geist verbinden und aus Ihm leben mögen. So gesehen werden wir erfahren, dass die Aufrichtung in ihrer Essenz lebendiges Brot des Geistes ist.

Die vorgeburtliche Zeit und ihre Einflüsse

„Eure Kinder sind nicht eure Kinder.
Es sind die Söhne und Töchter der
Sehnsucht des Lebens nach sich selbst.
Sie kommen durch euch, aber nicht von euch.
Und obwohl sie mit euch sind, gehören sie euch doch nicht.
Ihr dürft ihnen eure Liebe geben, aber nicht eure Gedanken,
denn sie haben ihre eigenen Gedanken.
Ihr dürft ihren Körpern ein Haus geben,
aber nicht ihren Seelen,
denn ihre Seelen wohnen im Haus von morgen,
das ihr nicht besuchen könnt, nicht einmal in euren Träumen.
Ihr dürft euch bemühen, wie sie zu sein,
aber versucht nicht, sie euch ähnlich zu machen.
Denn das Leben läuft nicht rückwärts,
noch verweilt es im Gestern.
Ihr seid die Bögen, von denen eure Kinder als lebende
Pfeile ausgeschickt werden.
Der Schütze sieht das Ziel auf dem Pfad der Unendlichkeit,
und Er spannt euch mit Seiner Macht,
damit Seine Pfeile schnell und weit fliegen.
Lasst euren Bogen von der Hand des Schützen auf Freude gerichtet sein."

– Kahlil Gibran –

Die Eltern sollten wissen, dass ihr Kind, das zu ihnen gesandt wird, eine von weither gekommene Seele ist. Die Familie, in die es kommt, ist für das Kind wie eine Pension, in der es beherbergt und unterrichtet wird. Sie haben sich auf der spirituellen Ebene verpflichtet, das Kind zu ernähren, ihm Liebe, Güte und Großzügigkeit beizubringen. Sie müssen gut mit dieser Seele umgehen.

Während der vorgeburtlichen Phase fließen verschiedene Energien und kosmische Kräfte in das ungeborene Wesen hinein, so dass ein ganz bestimmtes Lebensmuster entsteht. Eine Mutter, die ihr Kind erwartet, weiß nicht, wie das Kind Gestalt annimmt. Dennoch bildet sich das Kind nach einem unsichtbaren Schema heran, welches im Keim verborgen ist. Die Mutter gibt während der Schwangerschaft neun Monate lang die Aufbaustoffe zur Verwirklichung des neuen Lebens. Der Vater ist die schöpferische Kraft und die Mutter die bildende Kraft. Die ganze Lebensart eines Kindes wird in seinem Inneren, in den Chromosomen und Zellen, registriert und manifestiert sich dort.

Im Zeitpunkt der Empfängnis manifestieren sich Aspekte von Gedanken, Glaubenssätzen und Erfahrungen der Mutter und des Vaters in dem Kind und stehen ihnen durch das Kind weiterhin zur Seite. Auch die allgemeine emotionale Atmosphäre, die das Ungeborene, die Eltern und alle Menschen, die den Eltern nahestehen, bei Empfängnis und Geburt umgibt, wirkt sich indirekt auf das Kind aus. Das ungeschützte Bewusstsein des Ungeborenen nimmt leicht kollektive Muster, Glaubenssysteme und Fehlinformationen auf. Jede schmerzliche Erfahrung, die wir oder unsere Eltern in der Zeit zwischen Empfängnis und Geburt erleben, ganz gleich, wie geringfügig sie auch ist, erzeugt ein störendes Muster in unserem Leben. Es drückt dem Bewusstsein von Anfang an einen genetischen Defekt auf.

Über die Seele wird diese Vielfalt von vorgeburtlichen Informationen in die Zellen übermittelt. Sie manifestieren sich im Körper. Die Seele arbeitet sich immer mehr in den wachsenden Körper hinein, um alle Funktionen in ihm zu beherrschen, bis dieser weitgehend synchron auf die Seele reagiert. Dadurch entsteht eine lebenslange Wechselwirkung zwischen Körper und Seele. Der physische Körper ist somit Spiegelbild der Seele und deren Ausstrahlung.

In der vorgeburtlichen Zeit entstehen somit die ersten Lebensprogramme für diese Inkarnation. Die Wirbelsäule ist Träger und Speicher für alle vorgeburtlichen Muster, welche mit der Empfängnis, von der ersten Zelle an, angelegt werden. Die Empfängnis ist dabei das entscheidende Ereignis. Diese sich bereits in der vorgeburtlichen Zeit verfestigenden Energiemuster unserer körperlichen, seelischen und geistigen Struktur behindern den freien Fluss der Lebenskraft und verursachen so ein Festhalten in der Zeit. Sie prägen damit auch einen wesentlichen Teil unserer Gegenwart. Dies spiegelt sich auf der physischen Ebene in den Wirbelsäulen-Reflexpunkten von Füßen, Händen und Kopf wider; denn jede Zelle des Körpers enthält das Wissen jeder anderen Zelle und somit des ganzen Wesens.

Diesen Zusammenhang entdeckte der englische Heilpraktiker Robert St. John. Er fand heraus, dass viele körperliche Leiden eine Blockierung in den Wirbelsäulen-Reflexpunkten verursachen; und die ausschließliche Behandlung an der Wirbelsäulenzone am Fuß war genauso wirkungsvoll, als würde er den ganzen Fuß behandeln. Im nächsten Schritt übertrug er die Reflexzone der Wirbelsäule auf die Zeit der Schwangerschaft. Somit wurde die Wirbelsäulenzone zu einem Träger eines Zeitgefüges.

Nachfolgend eine Unterteilung der Reflexzonen der Wirbelsäule in fünf pränatale Zeitperioden nach Robert St. John. Jeder dieser Zeitabschnitte wird aus dem geschaffen, was in der vorangegangenen Zeitperiode vorherrschend ist:

Die Vor-Empfängnis umfasst alle Ereignisse, die zur Empfängnis hinführen. Das Bewusstsein des künftigen Lebens bewegt sich auf den Augenblick der Empfängnis zu. Es wird modifiziert durch Einflüsse stofflicher und nicht-stofflicher Art, die sich während der Empfängnis niederschlagen. Einflüsse dieser Art auf der stofflichen Ebene wären elterliches Erbgut, rassisches Erbgut und andere Bedingungen, die zeitlich zurückliegen. Die nicht-stofflichen Einflüsse sind die kosmischen und menschlichen Faktoren, zum Beispiel – unter vielen anderen – Astrologie und Archetypen (Urformen). Die physischen Auswirkungen der Vor-Empfängnis befinden sich im Bereich der Zirbeldrüse.

Die Auswirkungen der Empfängnis betreffen den Bereich zwischen dem obersten und dem siebten Halswirbel. In der Schwangerschaft geht es um die Zeitperiode zwischen der Empfängnis und der sechsten Woche. Dies ist für den neuen Menschen der Brennpunkt in der Zeit. Alle Umstände, die seine Entwicklung und seine Eigenart bestimmen, sind hier gegenwärtig. Jetzt

Die Wirbelsäule und ihre Entsprechung zur vorgeburtlichen Zeit

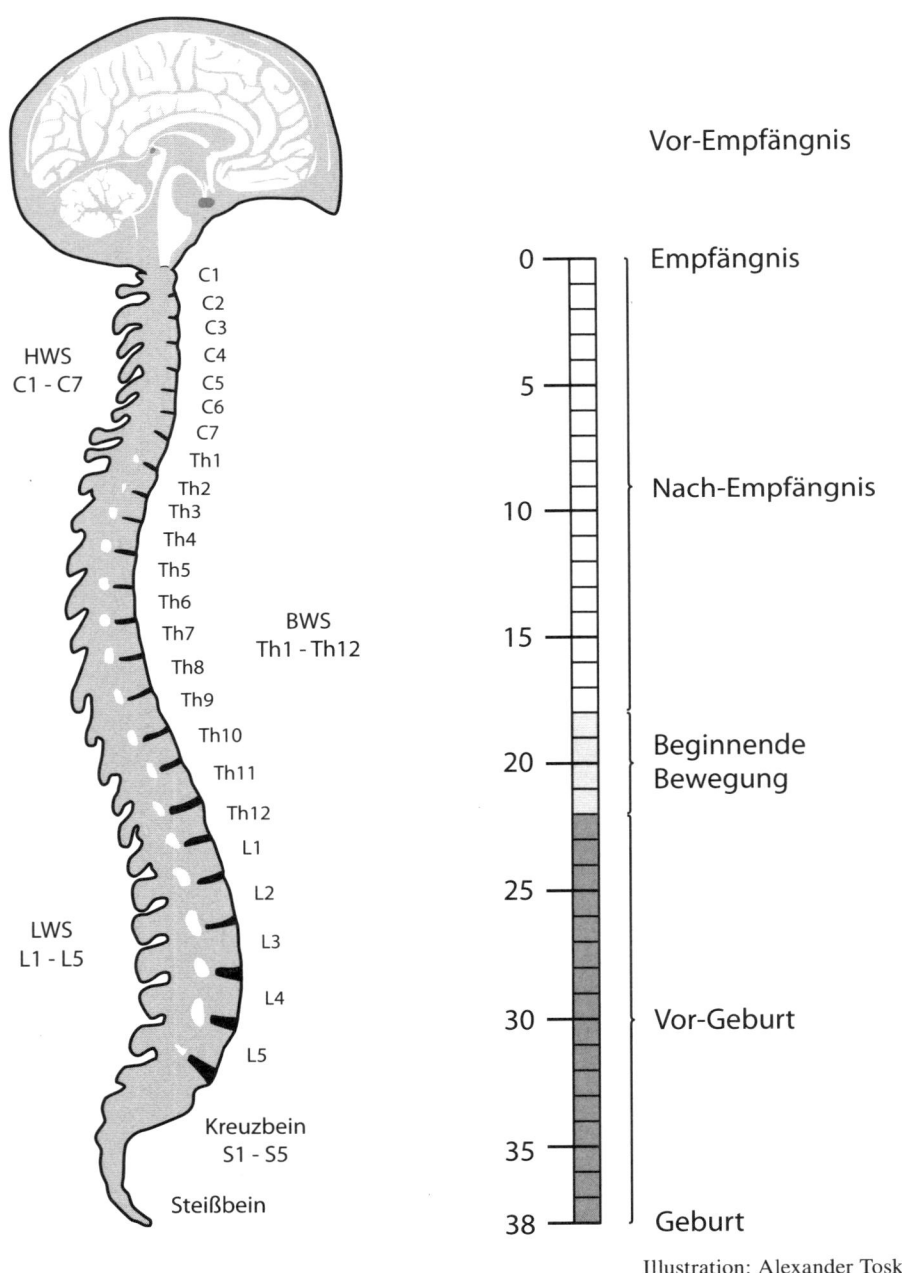

Illustration: Alexander Toskar

beginnt die Arbeit des Bauens gemäß dem Plan, der gewissermaßen bereits in die Gene eingezeichnet ist und den oben erwähnten stofflichen und nichtstofflichen Einflüssen entspricht.

Die Nach-Empfängnis umfasst den Zeitabschnitt von der sechsten bis zur dreiundzwanzigsten Schwangerschaftswoche. Ihre physischen Auswirkungen betreffen Lungen, Herz, Zwerchfell, Leber, Magen, Milz, Bauchspeicheldrüse und Nieren. Dies ist die Periode der Formgebung. Alle körperlichen, geistigen und gefühlsmäßigen Einflüsse, die den werdenden Menschen zum Individuum machen, werden festgelegt.

Die beginnende Bewegung ab der 20. Woche stellt für den Embryo einen Wendepunkt im Bewusstsein dar, der bis jetzt in sich gekehrt und auf sich selbst konzentriert mit seiner körperlichen Entwicklung beschäftigt war. Jetzt ist die Entwicklung nach außen gerichtet.

Die Vor-Geburt, der verbleibende Zeitabschnitt bis zur Geburt, hat ihre Auswirkungen auf die Lendenwirbelsäule, das Kreuzbein und die Organe innerhalb der Beckenhöhlung, Dickdarm und Blase. Dies ist die Periode der Vorbereitung zum Handeln, in der die Einflüsse sich niederschlagen, die über die Entwicklung des zukünftigen Menschen als soziales Wesen entscheiden. Es ist die Phase, in der er sich darauf vorbereitet, in der Gesellschaft zu handeln.

Die Zeit der Geburt, der tatsächliche Geburtsvorgang und deren physische Auswirkungen betreffen den unteren Teil des Unterleibs und das Steißbein. Dies ist der Zeitraum des Handelns oder Nichthandelns. Die jetzt vorherrschenden Einflüsse bestimmen, ob es im Leben dieses Menschen ein Empfinden für Freiheit und Erfüllung geben wird oder das Gegenteil davon.

Während andere Methoden darauf hinarbeiten, gegenwärtige Energieblockaden zu beseitigen, wirkt ein Aspekt der Geistigen Aufrichtung bereits auf die vorgeburtliche Zeit ein, in der die Ursachen für Blockierungen zum ersten Mal gesetzt wurden. Er lockert dieses blockierte Zeitgefüge in Sekundenschnelle auf und wandelt die Ursachen und angelegten Muster um, so dass die Energie der Lebenskraft ihren freien Fluss wiederaufnehmen kann. Dies ermöglicht der Lebenskraft, die das Zeitgefüge durchfließt, Wandlung und Heilung beim Menschen hervorzubringen.

Die Steuerzentren an der Wirbelsäule

Alles ist Schwingung, alles ist Energie. Der Unterschied zwischen Materie und Geist besteht in der Schwingungsfrequenz, nicht in der Art. Als kosmisches Bewusstsein ist der Geist potenziell in der aus Schwingung bestehenden Materie vorhanden. Innerhalb unserer gröberen Körperschwingungen befinden sich die feineren Schwingungen der universalen Lebenskraft. Sowohl Körper als auch Lebenskraft sind wiederum von der allerfeinsten Schwingung des göttlichen Geistes durchdrungen.

Das geistige Gesetz der Resonanz besagt, dass gleiche Strahlkräfte aufgrund ihrer elektromagnetischen Felder gleichgeartete Partikel anziehen. Energie oder Schwingung gehen niemals verloren. Was auch immer wir in Gedanken, Worten oder Taten aussenden, wird also als Impuls zu uns zurückkehren. Je nach Schwingungsfrequenz richten sich Gedanken- und Gefühlsimpulse über das Zentralnervensystem und die Steuerzentren mit entsprechenden positiven und negativen Einflüssen auf bestimmte Körperzonen und Organe aus. Der Mensch zieht immer das an, womit er sich geistig, wenn auch unbewusst, verbunden hat. Auf diese Weise lassen sich auch Unzufriedenheit, Schwäche oder Dummheit erklären.

Unser Nervensystem ermöglicht es uns, mit der Umwelt in wechselseitige Beziehung zu treten und bildet gleichzeitig die materielle Grundlage für das Bewusstsein und die geistig-seelischen Vorgänge im Menschen. Es besteht aus dem willkürlichen somatischen und dem autonomen vegetativen Nervensystem. Beide befinden sich als Nervenstränge im Rückenmarkskanal der Wirbelsäule und treten von dort als zweigartige Rückenmarksnerven in den Körper hinein. Das somatische Nervensystem reagiert auf Reize aus der Umwelt meist mit einer Antwort nach außen, wie Flucht- oder Angriffsreaktion. Das vegetative

Nervensystem antwortet mit einer Anpassung der inneren Organfunktionen. Nach neueren wissenschaftlichen Erkenntnissen werden diese Nervensysteme durch unsere Gedanken- und Gefühlsmuster gebildet und geprägt. Dieses Prinzip von Senden und Empfangen ist auch die Basis der Bioresonanzforschung von Paul Schmidt. Von ihm stammt die Einteilung von Steuerhauptzentren und Steuerunterzentren[68] an der Wirbelsäule. Je nach Wirbelposition werden die Wirbelsegmente auf die Körperschwingungen des menschlichen Organismus zwischen 0 und 100 Hertz in Fünferschritte eingeteilt.

Zu Beginn der Lendenwirbel bis zum Steißbein wiederholen sich die Frequenzen[69] von 0 bis 100. Die zentralen Steuerpunkte zeigen die auf den gesamten Organismus wirkenden Impulse und Funktionen im mentalen und emotionalen Bereich sowohl im jetzigen Leben als auch in der vorgeburtlichen Zeit auf. Von diesen speziellen Steuerpunkten wirken sie auf alle Organe und Körperbereiche.

Die „Geistige Aufrichtung" lockert das Zeitgefüge auf, in dem die vorgeburtlichen Einflüsse erstmalig als Muster festgelegt wurden. Dadurch können die Frequenzbereiche, die zu Fehlfunktionen im Organismus führen, wieder ins Gleichgewicht gebracht werden. Kranke Strömungsmuster werden durch gesunde Schwingungen ersetzt; und wenn sich die Frequenz ändert, können die bisher resonanten Dinge nicht mehr in Resonanz mit uns gehen.

---

68 Siehe Tabelle Seite 134. Steuerhauptzentren bezeichnen die Frequenzgrundwerte der Wirbel, Steuerunterzentren sind die Frequenzgrundwerte der Bandscheiben.
69 Dietmar Hermes: Bioresonanz nach Paul Schmidt

Wirbel	Steuerhauptzentren	Hertz	Steuerunterzentren	Hertz
C1	Erinnerungsvermögen	90	Lebensmut	92,5
C2	Lymphsystem	95	Traumzentrum	97,5
C3	Knochengelenke	100	Wachstumssteuerung	2,5
C4	Schlafzentrum	5	Inspiration und Intuition	7,5
C5	Nervenzentrum	10	Heilungszentrum	12,5
C6	Solarplexus	15	Zentrum der Freude	17,5
C7	Halszentrum	20	Zellerneuerung (Tumor)	22,5
Th1	Verdauungszentrum	25	Selbstsicherheit	27,5
Th2	Gleichgewichtszentrum	30	Brechzentrum (Migräne)	32,5
Th3	Empfindungszentrum	35	Wärme-, Kälteempfinden	37,5
Th4	Herzzentrum	40	Ernsthaftigkeit	42,5
Th5	Bewegungszentrum	45	Zentrum des Denkens	47,5
Th6	Blutversorgung	50	Kunstzentrum	52,5
Th7	Sexualzentrum	55	Kreativitätszentrum	57,5
Th8	Hörzentrum	60	Musikalisches Zentrum	62,5
Th9	Sympaticus und Vagus	65	Sprachzentrum	67,5
Th10	Sehzentrum	70	Zentrum der Trauer	72,5
Th11	Atmungsorgane	75	Tapferkeit	77,5
Th12	Konzentrationszentrum	80	Nächstenliebe	82,5
L1	Lymphsystem	95	Traumzentrum	97,5
L2	Haut und Bindegewebe	85	Zentrum für Gutmütigkeit	87,5
L3	Erinnerungsvermögen	90	Lebensmut	92,5
L4	Knochengelenke		Wachstumssteuerung	2,5
L5	Schlafzentrum	5	Zentrum der Inspiration	7,5
K1	Nervenzentrum	10	Heilzentrum	12,5
K2	Solarplexus	15	Zentrum der Freude	17,5
K3	Halszentrum	20	Zellerneuerung	22,5
K4	Verdauungszentrum	25	Selbstsicherheit	27,5
K5	Gleichgewichtszentrum	30	Brechzentrum (Migräne)	32,5
S1	Empfindungszentrum	35	Wärme-, Kälteempfinden	37,5
S2	Herzzentrum	40	Ernsthaftigkeit	42,5
S3	Bewegungszentrum	45	Zentrum des Denkens	47,5
S4	Blutversorgung	50	Kunstzentrum	52,5
S5	Sexualzentrum	55	Kreativitätszentrum	57,5

Steuerzentren an der Wirbelsäule nach Bioresonanzforscher Paul Schmidt

Die spirituelle Wirbelsäule

Bis jetzt hat die Wirbelsäule bei den Menschen nur anatomische und physiologische Funktionen; ihre volle spirituelle Kraft ist noch nicht erweckt. Der Heilige Johannes[70] sagte, die Wirbelsäule verbinde Himmel und Erde. Der Kopf entspricht dem Himmel und der Bauch der Erde. Aus spiritueller Sicht ist die Wirbelsäule der größte vertikale Kraftstrom im menschlichen Körpersystem. Dieser Hauptenergiestrom ernährt den Körper und enthält zugleich Aufzeichnungen über unser Wesen, unsere Vergangenheit und unsere Fähigkeiten.

Lebenskraft strömt die Wirbelsäule hinauf und hinunter. Ihre Existenz, in den Überlieferungen aller hohen Kulturen und in den Evangelien der Weltreligionen beschrieben, gehört noch nicht zum Unterrichtsstoff des heutigen werdenden Arztes. Er, dessen Beruf es sein wird, Leben zu retten und zu schützen, wie im Eid des Hippokrates beschrieben, hat keine Wissen mehr über die Kraft des Lebens und erkennt ihre göttlichen Gesetze nicht. Die Energiezentren im Rückenmarkskanal sind durch drei energetische Bahnen verbunden: Ida, Pingala und Sushumna. Wenn diese Kanäle geöffnet sind, kann die Lebensenergie ungehindert hindurchfließen. Sushumna verbindet in der Mitte des Körpers das Energiezentrum an der Basis der Wirbelsäule mit dem Zentrum auf dem Scheitel des Kopfes. So lehrt es die Anatomie der Hindus.

An der Basis der Wirbelsäule, auf Höhe des Kreuzbeines, in dem in der westlichen Anatomie auch als *heilig* bezeichneten Knochen (*os sacrum*), schlummert die Schlangenkraft „Kundalini". Sie ist mit einem unterirdischen Feuer vergleichbar und mit dem Bauch und den Geschlechtsorganen verbunden. Sie ist die Mutter, die das Universum erschuf, die „Kraft aller Kräfte", wie Hermes Trismegistos sie nennt. Noch ruht die menschliche Urenergie. Wird

---

[70] Jochanan ben Sacharja. Verfasser der Schriftrolle der Offenbarung, Zeugnisträger der Wahrheiten von Jesus Christus.

Kundalini erweckt, so steigt sie entlang der Wirbelsäule durch die Chakras auf und der Mensch ist verwirklicht oder zum „Purusha" geworden, zum wahren Menschen, wie die Hindus sagen. Es heißt, die Schlange der Genesis verführte Adam und Eva in die Polarität. Gleichzeitig vermittelt sie ihnen auf der energetischen Ebene die Möglichkeit, über die Polarität hinauszuwachsen und zur Einheit zurückzukehren.

Auf beiden Seiten der Wirbelsäule, entsprechend den Strängen des sympathischen Nervensystems, steigen die Energiekanäle Ida und Pingala in einer spiralförmigen Bewegung aufwärts und kreuzen sich mehrmals.
Der Strom Ida leitet weibliche Mondenergie durch die linke Seite des Körpers. Wenn man durch das linke Nasenloch atmet, ist die Ida-Bahn geöffnet und empfängliche weibliche Energie im Körper und im Geist wird aktiviert. Der Strom Pingala leitet männliche Sonnenenergie durch die rechte Seite des Körpers. Wenn man durch das rechte Nasenloch atmet, ist die dynamische, zielgerichtete Energie dominanter. Während diese beiden Strömungen hinauf und hinab steigen, beleben und aktivieren sie die Chakras. Am unteren Ende dieser Energiesäule befindet sich das grundlegende Prinzip der Erde, welches negativ gepolt ist, und am oberen Ende das grundlegende Prinzip von Gott, das positiv ist.

Die „Geistige Aufrichtung" stellt den freien Fluss zwischen diesen beiden Polen, dem absoluten Erdprinzip und dem absoluten Gottprinzip, wieder her. Es ist diese Lebenskraft, die unsere körperliche und geistige Gesundheit ausmacht. Die erste Berührung mit dem göttlichen Prinzip findet – während der Geistigen Aufrichtung – in der Wirbelsäule wie auch in den Gehirnneuronen des Menschen statt. Diese plötzlich, für einen Augenblick, erlebte Glückseligkeit ist überwältigend.

Der Mensch und seine feinstofflichen Energiezentren

„Und als ich mich wandte, sah ich sieben goldene Leuchter und mitten unter den sieben Leuchtern einen, der war eines Menschen Sohne gleich ..."
„Die sieben Sterne sind Engel der sieben Gemeinden; und die sieben Leuchter, die du gesehen hast, sind sieben Gemeinden."[71]

Da Gott den Menschen nach seinem Ebenbild geschaffen hat, gleicht der menschliche Körper dem Urbild des Universums. Der Körper des Menschen hat sieben lebenswichtige Zentren. Wenn sich der Mensch seinem wahren Selbst zuwendet und sich vervollkommnet, kann er an diesen Zentren das geistige Licht wahrnehmen. Die dort erscheinenden goldenen Lichter gleichen sieben Engeln. Diese sieben Zentren muss der Mensch auf seinem rechten Weg zur Göttlichkeit durchschreiten. Er erfährt alles Wissenswerte über sie und versteht die wahren Zusammenhänge des Universums.

Die sieben Zentren werden in den indischen Veden *Chakras* genannt, in den Evangelien *Gemeinden*. Als der Heilige Johannes die Siegel der verborgenen sieben Zentren öffnete, stieg die Erkenntnis in ihm auf, dass er selbst göttlicher Geist sei. „Schreibe, was du gesehen hast... Das Geheimnis der sieben Sterne."[72]

Chakras sind die Eingangspforten, durch welche die Energie des höheren Selbst zum niederen Selbst übertragen wird. Sie wird in die Energiefelder der verschiedenen Körper eingesaugt und verteilt. Eingeweihte beschrieben Chakras als Räder oder Wirbel des Lebens, später wurden sie manchmal mit neuronalen Netzen oder Hormonsystemen verglichen. Die sieben Chakras sind entlang der

---

71 Offenbarung 1,12;13
72 Offenbarung 1,19;20

Wirbelsäule ausgerichtet. Im physischen Körper findet man keine Anzeichen von diesen Zentren, denn sie liegen im Ätherkörper. Die Organe unseres physischen Körpers unterliegen jedoch dem Einfluss der Chakras. Die Farbe jedes Chakras entsteht durch die Frequenz der Energie, die dort umgewandelt wird. Wenn wir den Lichtquotienten und unsere Schwingungsfrequenz konsequent erhöhen, vereinigen sich diese Energiezentren und werden zu einer Säule aus Licht.

Die Chakras wirken wie Antennen und haben damit eine wichtige mentale, emotionale, energetische und physische Transformationsfunktion zu erfüllen. Alles im Körper ist mit diesen Energiezentren verbunden. Sie nehmen die universale Lebensenergie (Prana, Chi, Orgon) in sich auf, zerlegen sie in ihre Bestandteile und verteilen sie über die Energielinien, auch Nadis genannt, an das Nervensystem, die endokrinen Drüsen und den Blutkreislauf, um den Körper zu versorgen.

Nachfolgend eine Aufstellung der sieben Zentren im menschlichen Körper: Das Kronen-Chakra (Sahasrara) befindet sich oberhalb des Scheitels. Am verlängerten Mark, in der Stirnmitte, befindet sich das Stirn-Chakra (Ajna), auch drittes Auge genannt. Die fünf Zentren, in die der göttliche Geist weiter hinabsteigt, sind: Kehlkopf-Chakra (Vishuddha) das Nackenzentrum am unteren Ende des Halses, das Herz-Chakra (Anahata) in der Gegend des Herzens und im Rückenzentrum. Im Lendenzentrum und oberhalb des Nabels liegt das Solarplexus-Chakra (Manipura), das Sakral-Chakra (Svadhisthana) im Kreuzbeinzentrum oberhalb des Schambeins und das Wurzel-Chakra (Muladhara) im Steißbeinzentrum.

Oberhalb des Kopfes gibt es noch mindestens fünf transpersonale Chakras, die uns energetisch mit unserem höheren Selbst verbinden. Der Einfachheit halber erkläre ich hier die sieben Haupt-Chakras, die sich im physischen Körper befinden. Die Energiefelder aller unserer Körper sind in den Chakras verankert. Der physische Körper ist beispielsweise im Wurzel-Chakra, der Emotionalkörper im Nabel-Chakra, der Mentalkörper im Solarplexus und der Kausalkörper im Herz-Chakra verankert.

Das Herz-Zentrum ist eines der wichtigsten Chakras im Heilprozess. Nach der indischen Chakra-Lehre befinden sich in den Händen wichtige Neben-Chakras, Zentren mit einer hohen Energiekonzentration, über die wir in Verbindung mit dem Herz-Chakra Heilkraft aus dem Universum durch unsere Hände fließen lassen können. Das „Handeln aus dem Herzen" oder „Geben vom Herzen her" deutet auf diese Energieverbindung zwischen Herz und Händen hin. Alle Energien, die durch die Chakras transformiert werden, strömen durch die Wirbelsäule ins Herz-Chakra, bevor sie die Hände des Heilers verlassen. Im Heilprozess verwandelt das Herz die Energien der irdischen Ebenen in spirituelle Energien und die Energien der spirituellen Ebene in irdische, denn nur so können sie dem Empfänger zugute kommen.

Wie im abendländischen Denken das Herz, so gilt bei den Hindus wie auch im japanischen Zen der Bauch als Lebens- und Wesensmitte, als inneres Kraftzentrum und „zweites Gehirn" (Ohashi). Er fühlt, versteht und erfasst die hohen kosmischen Wahrheiten. Man hat dem Solarplexus diesen Namen gegeben, weil das Leben von dort kommt. Auf Russisch heißt diese Stelle „Jivot", es bedeutet „Leben". Für die Russen ist „Jivot" die ganze Region des Bauches, des Magens und des Solarplexus.

Die Grundaspekte unseres Wesens werden von den Chakras gebildet. Die Chakras auf der Vorderseite des Körpers bestimmen die Emotionen, ihre Gegenstücke auf dem Rücken lenken den Willen. Intellekt, Vernunft und die mentalen Prozesse werden durch die drei Chakras im Kopf- und Halsbereich gesteuert. Der vordere und rückwärtige Aspekt eines Chakras arbeiten als Paar zusammen. Das Wurzel- und das Kronen-Chakra können auch als Paar betrachtet werden, denn sie entsprechen den nach außen geöffneten Enden des vertikalen Hauptkraftstroms, der die Wirbelsäule hinauf und hinunter läuft. Es ist wesentlicher, sich um das Gleichgewicht zwischen ihnen zu bemühen, als um die weite Öffnung eines spezifischen Chakras.

Die sieben feinstofflichen Chakras sind auch die Organe, in denen jene sieben Aspekte Christi wohnen und durch die sie sich im Menschen manifestieren.

Neben dem innersten Kern und der äußeren Form manifestiert sich der Geist Gottes in sieben Farben oder Strahlen. Sie verkörpern die sieben Urkräfte, die

Sein Wesen ausmachen und mit und aus denen Er schafft, gestaltet und wirkt. In den sieben Ich-Bin-Sätzen Christi des Johannes-Evangeliums offenbart Er diese sieben Aspekte in Entsprechung zu den sieben Farben und den Chakras. Durch Jesu Worte offenbart Er Seine Natur: Das Rot, Wurzel-Chakra: Ich Bin der Weg, die Wahrheit und das Leben. Orange, Sakral-Chakra: Ich Bin der wahre Weinstock. Gelb, Solarplexus: Ich Bin das Brot. Grün, Herz-Chakra: Ich Bin der Gute Hirte. Blau, Kehl-Chakra: Ich Bin der Fels. Indigo, Stirn-Chakra: Ich Bin das Tor zu den Schafen. Violett, Kronen-Chakra: Ich Bin die Auferstehung und das Leben.

Wenn die Chakras normal funktionieren, sind sie offen und transformieren die spezifischen höheren Energien, die der Organismus aus dem universalen und kosmischen Energiefeld benötigt. Je mehr Energie durch die Chakras fließt, desto gesünder sind wir. Nur in den leuchtenden Farben der reinen Chakras manifestieren sich Seine sieben ursprünglichen Wesenszüge und erfüllen uns. Sein Licht erleuchtet die Welt, und so kann jeder von sich sagen: „Ich Bin das Licht der Welt."
Ein Mangel an Energiefluss in unserem Energiesystem führt allmählich zu Krankheit, und wir fühlen uns von Gott getrennt. Auf Grund von Blockierungen und vorgeburtlichen Mustern an der Wirbelsäule waren die Chakras bei uns schon mit der Geburt in ihrer Funktion beeinträchtigt. Darüber hinaus verursacht eine Verdrehung und Verkrümmung der Wirbelsäule nicht nur eine Verschiebung der Wirbel, sondern auch die der Chakras. Ihre Ausrichtung und ursprüngliche Position geraten dadurch aus der Ordnung. Die Energie, die durch das Chakra strömt, wird behindert und verlangsamt. Folglich sind Chakras häufig inaktiv, der Fluss der Lebenskraft ist gestört.
Manche Leser mögen jetzt denken, dass meine Erklärungen nicht vollständig sind und bloß auf alten Weisheitslehren beruhen; denn das Chakra-System hat sich in der neuen Energie auf vierzehn Chakras und mehr ausgeweitet. Dennoch benutze ich das alte, von den Eingeweihten entwickelte System der Chakras sowie antike Ausdrücke aus dem Hebräischen und dem Sanskrit, denn dies ist die zuverlässigste Verbindung mit den Meistern, die unserem Programm Weisheit und Wärme beisteuern. Die Eingeweihten wussten schon, warum sie uns ein System aus sieben Chakras offenbarten.

Wer seine Chakras hüftabwärts beherrscht und damit die triebhaften Energien steuert und sich über seine niedere Natur erhebt, kann sich der Entwicklung der Höheren Chakras widmen. Vielen ist das jedoch zu schwierig oder zu langweilig, also meditieren sie über das 13. und 14. Chakra. Das Wesentliche ist jedoch, dass der Mensch an der Entwicklung des physischen Körpers und den „alten" niederen Chakras arbeitet und diese veredelt.

Das Buch der Offenbarung kündigt an: „Und ich sah in der rechten Hand dessen, der auf dem Thron sitzt, eine Schriftrolle, innen und auf der Rückseite beschrieben und fest versiegelt mit sieben Siegeln."[73] In der göttlichen Welt beziehen sich die sieben Siegel auf die sieben Chakras, die geöffnet werden sollen, damit das neue Programm, der Bauplan des neuen Adam Kadmon, des vollendeten Menschen, jetzt durch die Aufrichtung von seinen Begrenzungen befreit und vervollständigt werden kann. Dank der Befreiung und Aufrichtung der Wirbelsäule werden die sieben Chakras in die „Neue Ordnung" gebracht. Die Wirbelsäule erhält ihre richtige Krümmung, die Chakras werden neu ausgerichtet, gereinigt und aktiviert. Die Lebensenergie kann nun wieder frei fließen und ihr Heilungswerk ausüben, so wie es von der göttlichen Natur aus gewollt ist. Im Körper wird ein göttliches Kreislaufsystem geöffnet, durch das alle Chakras vom Licht Gottes durchpulst werden. Auch die niederen Chakras können so transformiert werden. Die in den Chakras enthaltenen Fähigkeiten und Kräfte werden befreit und ausgelöst und können im Menschen wirken. Durch ihr Erwachen verleihen sie dem Menschen Tugenden und Fähigkeiten, wie Vitalkraft, schöpferische Energie, universelle Liebe, Weisheit, Hellsichtigkeit und Freiheit. Kollektive Rechtschaffenheit wird das Wachstum in neue Chakra-Ebenen ermöglichen. Die über den ganzen Körper verteilte Lebenskraft wird in die Chakras zurückgezogen und kann so als Licht erlebt werden. In diesem Augenblick können alle körperlichen und geistigen Zerstreuungen bewusst ausgeschaltet werden.

---

73 Offenbarung 5,1-5

Die Wirbelsäule – Chakras und Energiekanäle

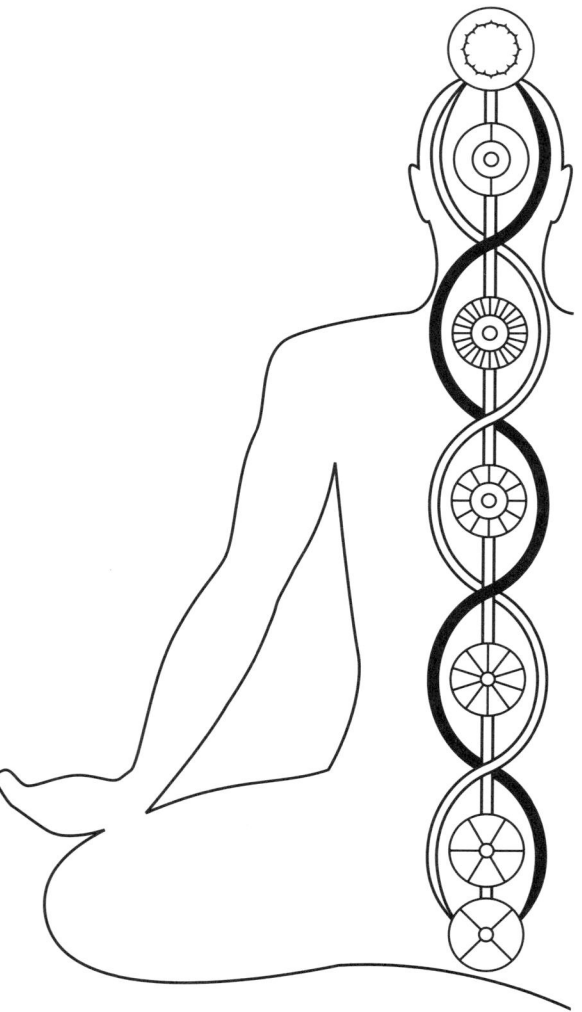

Kronen-Chakra (Sahasrara)
Freiheit
Element Äther
Zirbeldrüse

Stirn-Chakra (Ajna)
Hellsichtigkeit
Element Äther
Hypophyse

Kehlkopf-Chakra (Vishuddha)
Weisheit
Element Luft
Schilddrüse

Herz-Chakra (Anahata)
universelle Liebe
Element Feuer
Thymusdrüse

Solarplexus (Manipura)
kollektives Bewusstsein
Element Wasser
Bauchspeicheldrüse

Sakral-Chakra (Svadhisthana)
schöpferische Kraft
Element Erde
Keimdrüsen

Wurzel-Chakra (Muladhara)
Vitalkraft
Element Erde
Nebennieren

Die Energiekanäle **Ida** (schwarz) **und Pingala** (weiß)
zu beiden Seiten von **Sushumna**

Der göttliche genetische Code

„Im Anfang war das Wort, und das Wort war bei Gott, und das Wort war Gott. Alle Dinge sind durch dasselbe gemacht, und ohne dasselbe ist nichts gemacht, was gemacht ist.[74]"

Die Genesis beschreibt einen kreativen Akt über das Wort, das aus יהוה (Yod-Heh-Vav-Heh) als Gottcode hervorkommt. Das Gewebe, die Organe, der Bau des menschlichen Körpers kamen aus den Schwingungen des Göttlichen Wortes hervor.

Das hebräische Wort für Buchstabe bedeutet Schwingung. Im „Buch der Formung" zeigt Abraham[75] auf, dass sich zweiundzwanzig Energiekräfte in unserer Welt als zweiundzwanzig Frequenzmuster manifestierten. Der Göttliche Name יהוה ist der eigentliche Schlüssel hinter dem Code jener chemischen Buchstaben, die den menschlichen Körper entwickeln. Seine Instrumente sind die zweiundzwanzig hebräischen Buchstaben. Sie gehen über Religion und den Begriff der Sprache hinaus, ihre Wirkung ist universell und allumfassend.

Erst Ende der fünfziger Jahre haben Forscher den genetischen Code geknackt und das DNA-Alphabet mit den Buchstaben A, T, C und G festgelegt. Diese beschreiben die vier verschiedene Arten von Nukleotiden, die sich miteinander zu zwanzig komplexen Aminosäuren verbinden. Die daraus etwa drei Milliarden gesetzten Buchstaben bilden den genetischen Code des Menschen.

In der DNS[76] ist nach derzeitiger wissenschaftlicher Ansicht die gesamte

---

74 Joh. 1,1-4
75 Es heißt, die erste Schrift über die Kabbala, „Das Buch der Formung", wurde etwa 2000 v. Chr. von Abraham geschrieben. Botschaften daraus sind heute z.B. im Zen-Buddhismus zu finden.
76 Im wissenschaftlichen Sprachgebrauch wird die Desoxyribonukleinsäure mit der englischen Abkürzung DNA bezeichnet, im deutschen Sprachraum mit DNS.

Erbsubstanz lebender Systeme enthalten. Die DNS bestimmt, welche Zellen im Menschen sich zu Organen, Knochen, Flüssigkeiten, Geweben und Systemen entwickeln. Jede Zelle des Körpers ist ein Hologramm, jede Zelle enthält das Wissen jeder anderen Zelle und somit des ganzen Wesens. Jede Zelle trägt in sich den Bauplan für den gesamten menschlichen Körper. Bestimmte Abschnitte der DNS, die sogenannten Gene, kodieren genetische Informationen. Sie enthalten Baupläne für Proteine oder Moleküle, welche bei der Proteinsynthese oder Regulation des Stoffwechsels einer Zelle beteiligt sind. Die Reihenfolge der Basen bestimmt dabei die genetische Information.

Prof. Popp hat wissenschaftlich nachgewiesen, das die DNS im Zellkern sowohl als universales Antennensystem – ausgerichtet auch auf den Empfang von Informationen aus dem Kosmos – als auch als Energiespender wirkt, der permanent über elektromagnetische Wellen angeregt wird. Leben ergibt sich dabei als Wechselspiel von Impulsen innerhalb und außerhalb der Zellen. Die DNS im Zellkern nimmt Impulse von außen über den Energieaustausch zwischen Lichtphotonen und Elektronen auf, speichert kosmische Informationen und Ordnungskriterien, korrigiert den Ordnungszustand in den Zellen und gibt ihrerseits wieder eigene Impulse nach außen ab. Die menschlichen Organismen sind in jedem Augenblick milliardenfach an diesem Prozess beteiligt und verändern sich laufend. Sie reagieren auch auf morphogenetisch wirksame Reize von geringer Intensität, die beispielsweise über feine elektromagnetische Impulse übertragen werden. Diese wiederum werden von dem kosmischen Kommunikationssystem in bestimmte Schwingungsfrequenzen transformiert und geprägt. Das allgegenwärtige genetische Muster von oben bildet sich in der Organisation unseres „lebensspendenden Materials" auch unten ab. Daneben wirken die Träger der Erbanlagen und Gene im Riesenmolekül der DNS als Antennen für die raum- und zeitlose, universale Kommunikation. Über schöpferische Gefühle können Informationen in die geistige Buchhaltung eingegeben oder abgerufen werden. Die Veränderung der DNS-Struktur und der chemischen Bestandteile wird als Erschaffung des Lichtkörpers bezeichnet.

Im *historischen* Israel empfing mein Vater Pjotr Elkunoviz ein neues Programm zur Aufrichtung des *geistigen* Israel. Die Göttliche Aufrichtung ist Teil des Wandels der ganzen Menschheit. Es geht um die Übertragung einer Heil- und Bewusstseinsenergie der Neuen Ordnung, die in die menschliche Genetik eingeführt wird, um diese Wandlungen herbeizuführen. Das alte Programm des Menschen wird aufgerollt und in den Himmel getragen. Jede Kultur, jede Rasse, jedes Geschlecht, jedes Alter und jede Glaubensrichtung wird sich letztlich verwandeln. Es ist ein Geschenk der Liebe, des Lichtes, der Gnade und Vergebung, das die Menschen zu ihrer Bestimmung führt. Denn jeder von uns hat verschlüsselte höhere Muster in sich, die dann aktiviert werden, wenn unser Bewusstsein eine bestimmte Ebene des Er-Wachens erreicht hat.

Die Heilbringende Energie der Geistigen Aufrichtung durchdringt das menschliche Bewusstsein und durchströmt den gesamten Organismus. Ihre göttliche Entfaltung und Ausdehnung bewirkt die Ent- und Neuprogrammierung der Zellen und führt zur Umwandlung des genetischen Codes. In Verbindung mit den Höheren Intelligenzen der Göttlichen Hierarchie können die interdimensionalen Gehirnfunktionen so aktiviert werden, dass sie Informationen aussenden, die Veränderungen in der Zellstruktur ermöglichen. Die Gehirnprozesse sowie Körperfunktionen werden völlig neu gesteuert. Heilungswille, Heilfähigkeit, Medialität, Hellsichtigkeit, Telepathie und andere Bewusstseinssprünge werden zur neuen Wirklichkeit. Es geht hierbei um die Einführung einer der kraftvollsten Heilenergien der „Neuen Ordnung" in das kollektive Bewusstsein.

Der Code der Herstellung der Göttlichen Ordnung operiert in der Art eines Feuerungsmechanismus für genetische Neuprogrammierung. Diese macht es möglich, dass unsere physikalischen und biochemischen Prozesse auf die neue Ordnung ausgerichtet werden, welche die heilbringenden Informationen im Menschen neu verteilen und neu kombinieren. Die Veränderung der DNS geschieht dabei nicht linear Zelle für Zelle, denn das würde bei den Milliarden von Kopien der DNS im Menschen unendlich lange dauern. Durch das holografische Prinzip spiegelt sich die Neuprogrammierung in jeder Zelle des Menschen wider, sowohl in seinem Bewusstsein als auch in der Welt. Dies befähigt den menschlichen Körper, letztlich zum neuen Adam-Kadmon-Lichtkörper zu werden.

Die Geistigen Gesetze und ihre Entsprechung an der Wirbelsäule

Auf der immerwährenden Suche nach seiner Herkunft hat der menschliche Geist immer differenzierter die Funktionsgesetze des Kosmos herausgefunden und formuliert. Kosmos bedeutet „Göttliche Ordnung"; und diese Ordnung unterliegt ganz klaren Gesetzen, denen weder das kleinste Sandkorn noch der Mensch entgehen kann. So wie das Befolgen der Gesetze eines Landes einen harmonischen Aufenthalt in diesem Land ermöglicht, so gewährleisten das Gewahrsein und Ausrichten auf die Dynamik dieser kosmischen Gesetze, dem Rhythmus des Universums, für uns einen angenehmen Aufenthalt auf dem Planeten Erde. Um als kosmische Wesen in unserem Sonnensystem dauerhaft gesund zu existieren, gilt es, immer feinfühliger für die Dynamik dieser grundlegenden Prinzipien zu werden.

Jeder Mensch besitzt den freien Willen, nach den geistigen Gesetzen zu leben oder sich sein eigenes Gesetz, sein persönliches Gesetz, zu schaffen. Stehen wir mit dem Göttlichen in Kommunikation, empfangen wir Gesundheit und Harmonie. Sind wir jedoch von Ärger und Neid erfüllt, kommt Ärger und Neid als gebündelte Kraft wieder zurück und löst Disharmonie und Krankheiten aus. Leid und Krankheit zeigen an, dass der Mensch die ihm mitgegebenen reinen Energien weitgehend umgepolt hat. Die Lebensumstände werden häufig als Schicksal bezeichnet. Aber hier ist nicht blinder Zufall am Werk, sondern das universelle Gesetz von Ursache und Wirkung, auch Karma genannt: „Was der Mensch sät, das wird er ernten. Wer auf Fleisch sät, der wird vom Fleisch das Verderben ernten; wer aber auf den Geist sät, der wird vom Geist das ewige Leben empfangen."

Jeder Mensch steht täglich an einem Scheideweg. Er kann den Weg der Erkenntnis gehen oder den Weg des Leidens. Wir haben bei jedem Gedanken, jedem Gefühl und jeder Handlung die Möglichkeit, unsere Lebensumstände zu verändern, sobald wir uns vom rein menschlichen Denken trennen und uns mit den Geistigen Gesetzen verbinden. Frage Dich immer und immer wieder: „Was habe ich heute getan, um Gott näher zu kommen?" Oder: „Bringt mich diese Entscheidung näher zu Gott oder entfernt sie mich von ihm? Oder laufe ich vor meinem Herzenswunsch davon?" Gott ist in allen Menschen, aber nicht alle Menschen sind in Gott. Dies ist die Ursache dafür, dass Menschen leiden. Die Entscheidung, gefesselt oder frei zu sein, liegt einzig und allein bei uns.

Das Gesetz von Ursache und Wirkung, welches das Schicksal der Menschen bestimmt, ist ebenso Bestandteil der Göttlichen Ordnung wie die Tatsache, dass der Einzelne in seiner Entwicklung zur Befreiung von der Wiedergeburt viele Inkarnationen über sich ergehen lassen muss. Wer sein Schicksal meistern will, muss das Gesetz von Ursache und Wirkung verstehen und sich an die Göttliche Ordnung halten. Wer achtsam in der Schule des Lebens alle äußeren Wirkungen auf ihre inneren Ursachen, allen Schein auf das innere Sein zurückverfolgt und die Saat guter Gedanken, Gefühle und rechtschaffener Handlungen aussetzt und pflegt, der macht sein Leben immer sinn- und lichterfüllter und schreitet ständig aufwärts.

Die Inder sprechen von Karma-Wandlung. Unter Karma wird sowohl die Saat der Vergangenheit verstanden, die in der Gegenwart als Frucht oder Unkraut in Erscheinung tritt, als auch die Saat gegenwärtigen Denkens, Fühlens und Tuns, aus der das Schicksal der Zukunft emporkeimt und wächst. Wer nur für sich selbst sät, nur an sein eigenes Wohl denkt, wird zum Abhängigen seiner Gier und seines Besitzes. Du musst lernen, die Saat für andere wie für Dich selbst dem Ackerboden des Lebens anzuvertrauen. Denn das, was Du anderen gibst, schenkst Du Dir selbst, und was Du anderen vorenthältst, raubst Du auch Dir selbst. Erweitere Dein Bewusstsein und Wohlwollen über die engen Grenzen Deines Ichs hinaus, um sie auf viele auszudehnen. Wenn Du bewusst aussprichst: „Ich bin auch für andere hilfreich tätig", erntest Du für alle und damit für Dich selbst Früchte des lebendigen Lebens. Es hilft Dir,

Deine Bestimmung zu erfüllen und Dein Schicksal zu meistern. Von einer schlechten Tat kannst Du nicht ein gutes Ergebnis oder von einer guten Tat ein schlechtes Ergebnis erwarten. Die Art des Samens bestimmt die Art der Ernte. Immer bringt die Saat, die der Geist der Liebe aussät, reichste Ernte und größten Erfolg.

Vor ca. 5000 Jahren hat Hermes Trismegistos, der Dreimalgroße, im alten Ägypten sieben kosmische Gesetze auf die berühmten Tabula Smaragdina eingraviert:[77]

Das Gesetz des Geschlechts
Das Gesetz von Ursache und Wirkung
Das Gesetz der Entsprechung
Das Gesetz des Rhythmus
Das Gesetz der Polarität
Das Gesetz der Schwingung
Das Gesetz der Geistigkeit

Die sieben Geistigen Gesetze haben ihre Entsprechung in den sieben Chakras, den Energiezentren entlang der Wirbelsäule. Jedes Geistige Gesetz repräsentiert sich in einem Chakra. So wie die Geistigen Gesetze vom Gesetz des Geschlechts bis zum Gesetz der Geistigkeit an Feinstofflichkeit zunehmen, so tun es auch die Chakras vom Wurzel- bis zum Kronen-Chakra. Das Gesetz des Geschlechts befindet sich im Wurzel-Chakra, das Gesetz von Ursache und Wirkung im Nabel-Chakra, das Gesetz der Entsprechung im Solarplexus, das Gesetz des Rhythmus im Herz-Chakra, das Gesetz der Polarität im Kehlkopf-Chakra, das Gesetz der Schwingung im Stirn-Chakra und das Gesetz der Geistigkeit hat seine Entsprechung im Kronen-Chakra.

Durch Beobachtung fand man heraus, welche Entsprechung die Geistigen Gesetze untereinander und im physischen Körper haben. Sie spiegeln sich in spezifischen Bereichen des Körpers wider. Für die Fortpflanzung benötigen

---

[77] Anmerkung: Diese universellen Gesetze sind erstmalig 1908 in englischer Sprache erschienen, detailliert beschrieben im „Kybalion", einer kleinen Schrift, deren Autoren unbekannt geblieben sind.

wir den männlichen und den weiblichen Aspekt, welches dem Gesetz des Geschlechts entspricht, das sich auf der physischen Ebene an der Basis der Wirbelsäule widerspiegelt. Die Sexualorgane bringen neues Leben und entsprechen daher dem Gesetz von Ursache und Wirkung.

Das neue Wesen wird sich schließlich der Welt öffnen, was durch den Solarplexus repräsentiert wird. Dieser steht in der pränatalen Phase für den Wendepunkt vom Introvertierten zum Extrovertierten, und dies entspricht dem Gesetz der Entsprechung „Wie innen so außen". Das Heben und Senken der Brust ist die Versinnbildlichung des Gesetzes des Rhythmus. Dies führt zum Gesetz der Polarität, welches sich in der Kehle wiederfindet. Die Kehle ist die „Nabelschnur" zwischen Kosmos und Erde, die das Spiegelbild der beiden Pole des Gesetzes der Polarität darstellen. Diese fünf Geistigen Gesetze haben ihre Entsprechung in den fünf Rückenmarkszentren und sind in den Bereichen von Zeit, Raum, Materie und Dualität wirksam.

Zwei weitere Geistige Gesetze sind außerhalb von Raum und Zeit wirksam. Sie finden ihre Entsprechung in unserem Nackenzentrum und im Gehirn. Die Meisterdrüse des endokrinen Systems, die Hypophyse, steht in Verbindung mit dem höheren Selbst und bringt dieses in eine Form, die dem menschlichen Geist zugänglich ist. Sie spiegelt eine Form des Bewusstseins wider, die im Begriff ist, endlich (sprich „begrenzt") zu werden und entspricht damit dem Gesetz der Schwingung, welches dieselbe Rolle hat. Ein völlig körperloser Aspekt unseres Seins wird in der Zirbeldrüse gespeichert. Sie steht sehr eng mit dem Licht in Verbindung und entspricht damit dem Geistigen Prinzip der Geistigkeit. Diese universellen Prinzipien haben also in den Rückenmarkszentren ihre Entsprechungen. Die Befreiung und Aufrichtung der Wirbelsäule trägt dazu bei, dass der empfangende Mensch in inneren Einklang mit der Dynamik der universellen Prinzipien findet. Die Geistige Aufrichtung stellt eine Verbindung mit den großen kosmischen Gesetzen her und wirkt ordnend auf unseren Körper, unsere Seele, unseren Geist und unsere Lebensumstände.

Es gilt, sich der Tatsache bewusst zu werden, dass diese lenkenden kosmischen Kräfte darüber wachen und dafür sorgen, dass dunkle Kräfte der Angst, Habgier und des Chaos nicht überhand nehmen, die Ordnung im Leben nur vorübergehend stören, aber niemals stürzen können; denn die Kräfte des Lichtes sind stärker als die Kräfte der Finsternis. Im Grunde sind Schatten und Dunkelheit keine Kräfte an sich, sondern nur die Abwesenheit von Licht.

Wer sich der ordnenden Macht des Göttlichen durch eigenes Gutsein und Guttun öffnet, der erlebt wahre Wunder in seinem Leben. Er erlebt, dass sich alles Krumme und Hügelige, Verworrene und Beängstigende klärt und aufhellt und Not und Leid sich in Segen verwandeln. Die Körperhaltung eines geistig Erwachten ist aufrecht, so, wie auch sein Charakter aufrecht ist. Er ist im Einklang mit den Geistigen Gesetzen und beachtet die irdischen, so weit sie mit den Geistigen Geboten in Übereinstimmung zu bringen sind.

Satyam vada dharmam cara.
Sprich die Wahrheit und halte Dich an die Göttliche Ordnung.
– SATHYA SAI BABA –

GANZHEITLICHE NAHRUNG

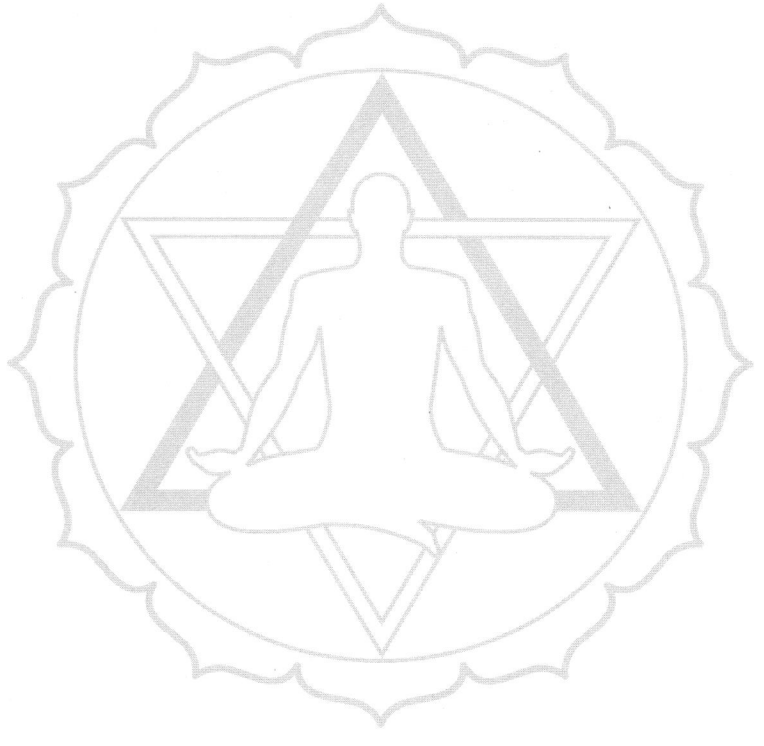

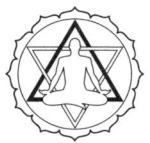

Heilsame Übungen für den Alltag – Alltag als Übung

Alle spirituellen Lehren sind uns gegeben, um sie im täglichen Leben praktisch anzuwenden und sich darin zu bewähren. Wer sich nichts anderes als Gesundheit wünscht, der muss aufrichtig dürsten, Gott in diesem Leben zu finden; dem werden innere Ausrichtung, eine rechte Haltung des Verstandes und des Herzens, Selbsterforschung und die Übung einer selbstlosen Haltung in seinen täglichen Handlungen und Pflichten zur inneren Notwendigkeit. Es reicht nicht, dass es einen Heiler gibt und die Heilbehandlung oder eine Einweihung, man muss auch an sich selber arbeiten.

Ich möchte, dass Du Dich erhebst. Nicht über andere Menschen. Erhebe Dich über Dich selbst, über Dein Ego, Deine Natur. Versuche nicht, das Ego zu bekämpfen, sondern hilf ihm, heil zu werden. Ich will Dir bei Deiner Verwandlung und Gesundung helfen.

Die Geistige Aufrichtung ist ein umfassender spiritueller Vorgang, der unser Herz-Verstand-Seele-Geistsystem neu ordnet, belebt und harmonisiert. Die Aufrichtung macht den Menschen zu einem flexibleren und verfeinerten Wesen. Unsere Taten, Gedanken und Wünsche erzeugen bestimmte karmische Neigungen in uns. Aus diesen werden wir entweder Leid ernten oder Harmonie und Gesundheit. Aufgrund der Wirkung des geistigen Gesetzes, dass Gleiches Gleiches anzieht, führt dieses erweiterte und verfeinerte Bewusstsein häufig zu dem Wunsch, weitere lichtvolle und heilsame Aspekte in den Alltag zu integrieren. Durch die spirituellen Übungen, die ich euch zeige, kann die Beseitigung von falschem Karma schneller erarbeitet werden. „Sie müssen auch das Interesse für sich selbst, für Ihren eigenen Körper, für Ihr eigenes Leben aufbringen. So viel Interesse müsste jeder Mensch haben", hatte Bruno Gröning den Menschen geraten.

Wichtig ist es, keine strengen Vorgaben zu machen, sondern dem aus dem Inneren des Menschen kommenden Bedürfnis nach neuen Impulsen nachzukommen. Eine besondere Bedeutung hat dabei die Ernährung in ihrem weitesten Sinne. Häufig wird der physischen Nahrung der höchste Stellenwert beigemessen, wie die vielen Bücher über Diäten und Kuren zeigen. Ayurvedische, vegetarische oder Lichtnahrung dagegen berücksichtigen und integrieren schon weitere Aspekte unseres Körper-Seele-Geist-Wesens. Wir sind bei der Entscheidung unserer Nahrungsauswahl völlig frei, aber auf dem spirituellen Weg wird jeder Mensch seine Ernährungsgewohnheiten überprüfen und neu gestalten wollen.

Je besser wir die universellen Zusammenhänge verstehen, dass unsere Nahrung nicht nur aus physischer, sondern auch aus feinstofflicher Kost für unsere Gefühls- und Gedankenkörper besteht, desto leichter und freudiger werden wir alte, Energie abziehende Gewohnheiten durch stärkende und nährende Gewohnheiten ersetzen. Wir lesen zum Beispiel mehr spirituelle Bücher, reduzieren oder verzichten auf die Fernsehunterhaltung, pflegen Kontakte mit Menschen, die uns gut tun, verbinden uns bewusst mit der Natur und nehmen uns wieder mehr Zeit für uns selbst und für die Stille.

Der Mensch ist viel mehr als der sichtbare physische Körper. Er ist Geist, er ist Seele und er hat den physischen Körper als Leihgabe erhalten mit der Aufgabe, ihn gesund zu erhalten. Zu einem gesunden Körper bedarf er nicht nur der physischen Nahrung, sondern auch der geistigen.

Wahre Nahrung entsteht aus dem Unterscheidungsvermögen und dem Lauschen auf die innere „Ich weiß, was mir gut tut" - Stimme. Wenn wir achtsam zuhören, werden wir auf allen Ebenen unseres Seins genährt – auf der körperlichen, emotionalen, mentalen und spirituellen. Diese Umstellungen und Veränderungen im Alltag fördern und unterstützen den Heilungs- und Reinigungsprozess, der sehr kraftvoll durch die Wirbelsäulenaufrichtung initiiert wurde. Hier schließt sich der Kreislauf, und gemäß dem geistigen Gesetz von Ursache und Wirkung gehen wir gesünder und glücklicher durchs Leben.

Viele Menschen entschließen sich, die „ganzheitliche Nahrung" über das Geistige Heilen an unserer Heilerschule zu erlernen und zu praktizieren. Die folgenden Anregungen und Übungen sind eine kleine Auswahl von Möglichkeiten, ihrem Alltag neue, energievolle Impulse zu geben, die dem Körper dabei helfen, das Gleichgewicht zu halten. Regelmäßig ausgeführt, reichen oft wenige Minuten, um den gesamten Energiehaushalt derart anzuheben, dass man, wie eine Batterie, die aufgeladen wurde, den ganzen Tag davon profitiert. Die Übungen können einzeln oder kombiniert durchgeführt werden.

Sanfte Licht-Nahrung

Die Sonne ist der Ursprung und der Vater aller Dinge, der Urgrund allen Seins. Die Erde und alle anderen Planeten sind aus ihr hervorgegangen und wurden von ihr gezeugt. Darum enthält die Erde auch dieselben Elemente wie die Sonne, jedoch in festem, verdichtetem Zustand. Die Pflanzen, Mineralien, Metalle, Edelsteine, Gase, einfach alle fein- und grobstofflichen Körper im Erdboden, im Wasser, in der Luft und im Äther, entstammen der Sonne.

Alles Gute kommt für uns von der Sonne. Gott selbst offenbart sich in der Sonne und lässt uns durch sie seine Segnungen zukommen. Je mehr wir uns mit unserem Denken, Fühlen und Wollen der Sonne nähern, desto näher kommen wir unserem Wesenskern, der Sonne, dem Geist, Gott in uns.

Die Sonnenstrahlen übertragen Energie in pflanzliches Leben und aktivieren dabei die Enzyme. Mit Hilfe dieser Kraft werden anorganische Elemente in organische oder Leben enthaltende, als Nahrung geeignete Elemente umgewandelt.

Jedes Nahrungsmittel hat, genau wie jeder Mensch, jedes Tier und jede Pflanze, sein eigenes Energiefeld – seine Aura. Das Niveau unseres Energiefeldes sinkt, wenn wir Nahrungsmittel zu uns nehmen, die selbst wenig Energie haben, oder wenn wir einen Lebenswandel führen, der Energie kostet. Schwere Nahrungsmittel verlangsamen die Schwingung in unseren Körpern ähnlich wie emotionaler Stress. Wenn wir energetisch leichte Nahrungsmittel zu uns nehmen, stärken wir unser feinstoffliches Energiefeld um uns, und wir sind dadurch besser in der Lage, kosmische Energien aufzunehmen.

Unser Feedback-System auf der grob-materiellen Ebene zeigt, ob wir uns nach einem Essen gut und energiegeladen fühlen oder ob wir negative Wirkungen wie Müdigkeit, Unlust, Übelkeit oder Ähnliches spüren und dadurch erfahren, dass diese Art der Ernährung nicht gut für uns ist. Wir werden durch Schmerzen oder Krämpfe gewarnt, die bei Nichtbeachtung zu Krankheiten und schließlich zu chronischen Leiden führen können. Die Lichtinformation in unseren Nahrungsmitteln ist es, was unsere Körper wirklich ernährt und die wichtigsten Körperfunktionen steuert.[78]

Nahrung muss also lebendig, organisch sein. Salze und Mineralien müssen lebendig sein, damit der menschliche Körper sie aufnehmen und zur Versorgung und zur Regeneration seiner Zellen und Gewebe verwenden kann. Diese Elemente befinden sich in frischen rohen Früchten, Salaten, Gemüse, Nüssen und Samen. Die anerkannten Forschungsarbeiten von Dr. Norman Walker haben gezeigt, dass die Ergänzung unserer Ernährung mit frisch extrahierten Säften unsere Zellen und Organe reinigt und mit Wirkstoffen versorgt, die ihnen bisher fehlten. Besonders gut geeignet sind selbst zubereitete frische Säfte, denn ganze Früchte, Salate und Gemüse enthalten eine beträchtliche Menge Faserstoffe. In diesen Faserstoffen sind die lebenswichtigen Nährstoffe, die wir brauchen, eingeschlossen.

---

78 Der deutsche Biophysiker Prof. Dr. Fritz-Albert Popp erforschte mit seinen Schülern ab 1965 die „Biologie des Lichtes". Mit der Biophotonenforschung hat er bewiesen, dass Licht in allen Zellen jedes lebenden Organismus nachgewiesen werden kann.

Wie man die feinstofflichen Elemente der Sonne auffängt

Während des Zerreibens von Früchten und Gemüse werden die Zellen der Fasern gespalten und die darin enthaltenen lebendigen Wirkstoffe freigesetzt. Wenn wir den zerriebenen Brei durch eine hydraulische Pressung oder ein Sieb drücken, erhalten wir den Saft, der alle Enzyme und Moleküle enthält. Der Saft wird dabei von Fasern, Pestiziden und Spritzmitteln getrennt.

Extrahierte Säfte werden innerhalb von zehn Minuten nach dem Trinken vom Körper leicht verdaut und schnell aufgenommen. Sie werden fast gänzlich zur Reinigung, Erneuerung und Ernährung der Zellen und Organe des Körpers verwendet. Auch die nährende Lichtinformation gelangt so innerhalb von wenigen Minuten in die Blutbahn. Dagegen erfordert der Verzehr von Früchten und Gemüse eine viel längere Verdauungsarbeit. Ein großer Teil der Enzyme und Moleküle wird als Brennstoff zum Verdauen verbraucht.

Fruchtsäfte sind Reiniger des menschlichen Körpers, und Gemüsesäfte gelten als Baumeister und Erneuerer des Körpers. Wir können mehrere Gläser frischen rohen Karotten-, Obst- oder Gemüsesaft trinken, wobei wichtig ist, dass das Obst und Gemüse aus regionalem biologischen Anbau stammen. Der Unterschied macht sich in Konsistenz und Geschmack bemerkbar. Qualität macht sich hier wirklich bezahlt.[79]

In unseren Seminaren und privat trinken wir regelmäßig frischen rohen Karottensaft. Er setzt sich aus einem Vitalstoffgemisch, den Vitaminen A, B, C und D, zusammen. Täglich getrunken, reinigt Karottensaft den Dickdarm von

---

[79] Anmerkung: Frischer Fruchtsaft soll frisches rohes Obst nicht vollständig ersetzen. Wichtig ist es auch, Fruchtsaft nicht mit Zentrifugen herzustellen, sondern durch Pressung. Denn durch die hohe Umdrehungszahl wird so viel Sauerstoff eingewirbelt, dass ein Teil der Vitamine sofort oxidiert und damit verlorengeht.

Ablagerungen, die Leber und das Blut. Er erhöht die Widerstandskraft gegen Infektionen, schützt das Nervensystem und ist eine gute Verdauungshilfe. Darüber hinaus ist Karottensaft die Nahrung für die Sehkraft. Eine große Auswahl an Säften und deren Mischungen sind in Büchern von Dr. Walker enthalten.

Die Heilkraft des Wassers

Der physische Körper besteht zu siebenundsechzig Prozent aus Wasser, genau wie der Körper unserer Erde.[80] Die Forschungsarbeit von Dr. Masaru Emoto aus Japan über die Botschaft des Wassers verleiht der geistigen Heilarbeit eine weitere Ebene der Glaubwürdigkeit. Die Ergebnisse seiner Studien sind der Beweis, dass Gedanken und Gefühle unsere physikalische Realität beeinflussen und verändern können. In seinem Buch „Die Botschaft des Wassers" zeigt er, wie Wasser als Reaktion auf positive Anreize strahlende, wunderschöne Kristalle bildet. Bei der Einwirkung von krankmachenden Gedanken sowie Hardrockmusik verändern die Wasserkristalle augenblicklich ihre Form und Farbe. Sie erscheinen unvollständig und asymmetrisch in ihrer Struktur sowie in grauen und braunen Farben.

Nicht nur menschliche Energien und Ausstrahlungen des Biofeldes können auf das Wasser einwirken, auch elektrische und magnetische Felder, die durch technische Geräte erzeugt werden, beeinflussen die Beschaffenheit von Wasser und somit auch unsere Gesundheit. Menschlicher Speichel zeigte bei wissenschaftlichen Untersuchungen vor und nach einem Handy-Telefonat deutlich erhöhte Werte von Elektrosmog.

Wie das Wasser auf Worte und Gedanken reagiert, so reagieren auch unsere Körperflüssigkeiten bei negativer sowie positiver Beeinflussung durch Gedanken und Worte von außen, aber auch durch uns selbst. Unsere Gedan-

---

80 Je nachdem welche Forschungsberichte wir lesen, besteht der physische Körper zu siebzig bis neunzig Prozent aus Flüssigkeit.

ken und Gefühle wirken sich auf unser Drüsensystem aus, dementsprechend erkrankt der Organismus oder wird wieder gesund. Die Flüssigkeitssysteme des Körpers bringen die Energie unseres geistigen und emotionalen Selbst zum Ausdruck. Positive Gefühle haben einen gesunden, lebensförderlichen Einfluss auf den Körper.

Die Bandscheiben, der bewegliche Teil der Wirbelsäule und für den inneren Halt und unsere Haltung verantwortlich, enthalten Flüssigkeitszellen (Gallerte). Beim Neugeborenen bestehen sie zu achtundachtzig Prozent aus Wasser, beim 70-jährigen immer noch zu siebzig Prozent. Auch das Rückenmark, der Sitz der Lebenskraft, enthält in seinem zentralen Kanal Rückenmarksflüssigkeit (Liquor). Sie steht in Resonanz mit unseren Gedanken- und Gefühlsmustern. Negative Muster beeinflussen die Schwingungsfrequenz in den Bandscheiben und können sich als Störungen manifestieren. Die Wirkung teilt uns der Organismus über Fehlfunktionen und Schmerzen an bestimmten Körperstellen mit.

Die Übung zur Harmonisierung der Chakras ist für die Informationsversorgung des gesamten Organismus von großem Nutzen. Durch regelmäßiges Handauflegen werden diese Zentren gereinigt und so die Schwingungsfrequenz der Körperflüssigkeiten vor allem auch in den Bandscheiben verändert.

Trinkwasser, mit wohlwollenden Gedanken und guten Worten aufgeladen, bewirkt ebenfalls heilsame Veränderungen in unseren Organen und dem Flüssigkeitssystem. Gewöhnen wir uns daran, jeden Tag unsere Zellen mit energetisiertem Wasser zu versorgen, werden die in unseren Flüssigkeitszellen enthaltenen belastenden Informationen von neuen Botschaften der Gesundheit, der Liebe und der Harmonie durchströmt. Diese erhöhte Frequenz gibt ihnen nun die Fähigkeit, sich selbst zu reinigen. Es funktioniert über das Prinzip der Assimilation, also über Veränderung der Quantitäten: Wenn man in ein Glas Wasser genügend rosa Farbe schüttet, wird es sich insgesamt rosa färben.

Das Herstellen von Heil-Wasser

Für das Herstellen von Heil-Wasser empfehle ich folgendes: Schreibe einen Zettel mit liebevollen Worten, wie zum Beispiel: „Ich liebe mich, ich bin glücklich, ich bin gesund, ich bin in Harmonie, Dankbarkeit erfüllt mich." Ebenso können auch die Worte „Schönheit", „Kraft", „Gesundheit" „Reinheit" und „Harmonie" geschrieben oder gesprochen werden.

Jedes dieser Worte manifestiert sich als kraftvolle Botschaft im Wasser, sofern wir es mit Überzeugung und aus dem Herzen wiederholt aussprechen oder schreiben. Anschließend stelle ein Glas Wasser für einige Minuten auf das programmierte Blatt. Du kannst die positiven Worte wiederholt aussprechen, während Du das gefüllte Glas in der Hand hältst, um es anschließend zu trinken. Energetisiertes Wasser ist eine wunderbare Unterstützung bei jeglichem Heilungs- und Reinigungsprozess.

Begleitende Selbstbehandlung nach erfolgter Geistiger Aufrichtung

Für das Heilen mit den Händen gibt es die ältesten Belege in der Geschichte der Menschheit. Malereien in den ägyptischen Königsgräbern zeigen Frauen, die einer liegenden Person die Hände auf Stirn oder Brust legen. Die 25.000 Jahre alten Höhlenmalereien in den Pyrenäen zeigen ähnliche Darstellungen. Die „Heilkraft" in unseren Händen erfahren wir zum Beispiel, wenn wir die Hand auf den Bauch legen. Wir empfinden es oftmals als Linderung, wenngleich, um wirkliche Heilung zu erzielen, unsere „Kraft" einfach nicht ausreicht. Es gibt eine höhere Kraft, welche die Grundlage alles Lebendigen ist. Das wissen wir, werdet ihr sagen, und dennoch sind wir krank. Die Energiezentren, die Chakras im Menschen, reagieren wie das Aurafeld auf den Giftgehalt von Gedanken und Gefühlen und verändern ihre Farben, um das bestehende Ungleichgewicht widerzuspiegeln. Gereinigte und voll aktivierte Chakras ermöglichen einen einwandfreien Energietransfer durch die Wirbelsäule und den Körper und führen infolgedessen zu Gesundheit, Vitalität und einer leuchtenden Aura.

Meister Omraam Mikhaël Aïvanhov betonte immer wieder die Arbeit an der Aura: „Der beste Schutz für den geistigen Schüler ist die Aura. Je leuchtender und größer sie ist, desto reiner sind ihre Farben, desto geschützter ist der Schüler, denn die Aura umgibt ihn wie eine Rüstung, die ihn vor schädigenden Einwirkungen und dunklen Geistern schützt…" Immer wieder rief er dazu auf, an der Aura zu arbeiten."[81]

Die Göttliche Kraft in jedem von uns ist die schöpferische und erhaltene Frequenz, die alle Zellen und Atome durchdringt und allem zugrunde liegt. Sie ist jedoch in ihrer Präsenz schwach und begrenzt, weil im Menschen das an Kraft gewinnt, worauf er sich konzentriert. Denn da, wo die Aufmerksamkeit ist, fließt die Energie. Wenn die Aufmerksamkeit mehr beim Schmerz ist, wird sich auch der Schmerz mehr ins Bewusstsein drängen.

Ich wurde eingeweiht und bin nun selbst zum Einweiher geworden. So lehre ich die Kunst des Heilens, welche von jedem leicht erlernt werden kann. Auch Therapeuten und Lichtarbeiter werden durch die Segnung der Aufrichtung eine stärkere Energieanhebung in ihrer Heilkraft erfahren.

Chakra-Arbeit nach erfolgter „Aufrichtung" und Heilkraftanbindung regt das gesamte feinstoffliche System des Menschen zu harmonischer Entwicklung an. Durch regelmäßiges Handauflegen kann die Lebenskraft in jedes Organ und jede Zelle gelenkt werden. Energieüberschüsse werden verteilt und fehlende Lebenskraft wird ersetzt. Die folgende Übung bewirkt eine langsame und harmonische Öffnung der Chakras, wenn sie regelmäßig durchgeführt wird.

---

[81] Meister Omraam Mikhaël Aïvanhov (1900 - 1986)

Nach einiger Zeit des Praktizierens werdet ihr den inneren Fluss der göttlichen Schwingungskraft fühlen können. Heilende Ströme können so vom Gehirn in die Chakras und von dort in die äußeren und inneren Organe geleitet werden und sie mit göttlichem Leben erfüllen. Nach der Geistigen Aufrichtung wird das alles zur neuen Wirklichkeit und kann von jedem, auch von Kindern, ohne Vorkenntnisse durchgeführt werden.

Heilmeditation

Sie soll morgens, nach dem Aufstehen, und abends, vor dem Einschlafen, für zehn bis zwanzig Minuten praktiziert werden.
- Setze Dich auf einen Stuhl ohne Armlehnen, in den Schneidersitz oder auf die Knie. Halte dabei die Wirbelsäule gerade, Brustkorb heraus, Unterleib leicht eingezogen. Schließe Deine Augen und atme dreimal tief ein und aus. Bewege dabei bewusst Deine Schultern nach unten und mache den Nacken lang, indem Du das Kinn leicht einziehst.
- Schließe Deine Augen, lege die Handflächen vor der Brust aneinander, so dass die Daumen am Brustbein liegen, und bringe Deine Zungenspitze an den Gaumen. Das verbindet den elektromagnetischen Energiefluss der Vorder- und Rückseite des Körpers und stimuliert die Zirbeldrüse.
- Richte Deine gesammelte Aufmerksamkeit auf den Punkt, wo die beiden Mittelfinger sich treffen. Über diesen Punkt wird die Verbindung zum Göttlichen hergestellt. Halte den Körper entspannt und lasse Gedanken, die kommen, einfach weiterziehen.
- Konzentriere Dich immer wieder auf den Punkt, an dem sich Deine Mittelfinger treffen, und auf die Zunge am Gaumen.
- Mache Dich frei von Sorgen, Ruhelosigkeit und Erwartungen. Vertraue lediglich darauf, dass alle körperlichen, seelischen wie psychischen Zustände wandelbar und somit heilbar sind.

Du kannst diese Grundübung zur Vorbereitung für alle von mir vorgestellten Übungen ausführen. Du kannst sie gleich morgens nach dem Aufwachen oder abends kurz vor dem Einschlafen üben. Beim Erwachen soll man vor allem anderen dem Herrn danken: „Mein Gott, ich danke Dir von ganzem Herzen für alles, was Du mir heute gegeben hast. Erfülle mein Herz mit Wärme und Liebe. Stärke meinen Willen, damit ich den Deinen erfülle."

Chakra-Harmonisierung

Die Chakra-Heilung kann im Sitzen oder im Liegen durchgeführt werden. Die Chakras können von außen nach innen ausgeglichen werden, indem Du je zwei der sieben Haupt-Chakras gleichzeitig behandelst:

- Lege zunächst eine Hand auf das Wurzel-Chakra und die andere Hand auf das Kronen-Chakra. Dabei ist es gleich, welche Hand oben und welche unten liegt.
- Behandle anschließend das Sakral-Chakra und das Stirn-Chakra gleichzeitig, das Solarplexus-Chakra und das Kehlkopf-Chakra gleichzeitig und abschließend das Herz-Chakra mit beiden Händen zugleich.
- In jeder Position warte, bis das Energieflussgefühl in beiden Händen gleich ist und wechsele dann zu den nächsten Chakras.

Es bleiben keine akuten energetischen Unausgewogenheiten bestehen. Die Kapazität jedes einzelnen Chakras wird, in Abstimmung mit allen anderen Chakras, erweitert. Licht und Gesundheit durchströmen Dich. Kraft und Harmonie erfüllen Dich. Übertrage die Ruhe und den inneren Frieden, die Du während der Selbstbehandlung erlebst, auf Dein tägliches Leben.

Besonders wirksam ist der Chakra-Ausgleich vor dem Aufstehen sowie abends vor dem Einschlafen. Der Ausgleich morgens nährt Dich mit Lebensenergie für den Tag, so dass es leichter ist, „in Deiner Mitte" zu bleiben und froh und sicher durch den Tag zu gehen. Wünsche, Pläne, Projekte und das Alltagsgeschehen kommen so in harmonischen Fluss.

Abends, vor dem Einschlafen, lasse den Tag bewusst los, den Du mit dem Chakra-Ausgleich auch bereinigst, und freue Dich auf einen neuen Tag. Löse Dich von jeder Erwartung und sei im Vertrauen, dass das Beste für Dich geschieht. So setzt Du neue geistige Ursachen. Du ebnest den Weg für den nächsten Tag und es geht Dir „von Tag zu Tag, in jeder Hinsicht immer besser und besser".[82]

An das Gute zu glauben, ist zugleich der Wille zum Guten und Bejahung der Macht des Guten, die alles zum Besseren bringt. An das Gute zu glauben, heißt an Gott zu glauben, den unendlichen Geist des Guten. Öffne Dich den Kraftströmen des Ewigen und beginne, seiner Macht zu vertrauen.

Eine Atemübung

Atemrhythmus ist Lebensrhythmus. Über den Atem, die „zweierlei Gnaden des Atemholens"[83], ist der Mensch in ständigem Austausch mit den ihn umgebenden Sphären. Mit jedem Atemzug erfüllen wir die Gottfunktion im Universum. Die Geistige Aufrichtung ordnet, öffnet und aktiviert unser Chakra-System und die energetischen Bahnen Ida und Pingala. Die Lebenskraft kann dadurch ungehindert die Wirbelsäule hindurchfließen und den gesamten Organismus heilend versorgen. Zusätzlich können wir mit Atemübungen bewusst Prana aufnehmen, die der Sonne entstammende Lebensenergie, die unsere Körperzellen mit wichtigen Elementen versorgt.

---

82 Eine der bekanntesten Affirmationen von Emile Coué, dem französischen Psychotherapeuten, erfolgreichen Lehrer und Meister der Suggestion und Autosuggestion.
83 Johann Wolfgang von Goethe

Die hier vorgestellte wechselseitige Nasenatmung[84] hat bei regelmäßiger Anwendung folgende Wirkungen: Verlängerung der Ein- und Ausatmung, Verbesserung der Zellatmung, körperliche Vitalisierung und seelische Kräftigung. Darüber hinaus stärkt die Wechselatmung unseren Atmungsapparat. Da die Ausatmung doppelt so lang dauert wie die Einatmung, werden verbrauchte Luft und Abfallprodukte aus dem gesamten Körper über die Lunge ausgeschieden.

Für die Handhaltung kannst Du den Zeige- und Mittelfinger der rechten Hand beugen und auf die Handfläche legen. Mit dem Daumen wird der rechte Nasenflügel gedrückt, mit dem Ring- und kleinen Finger wird der linke Nasenflügel geschlossen. Indem Du das rechte Nasenloch verschließt und durch das linke Nasenloch einatmest, erzeugst Du einen Strom, der durch den Kanal Ida fließt. Dieser Strom durchquert das Zentrum, in dem die Kundalini schläft, das Wurzel-Chakra, und erzeugt leichte Schwingungen. Wenn Du das linke Nasenloch verschließt und durch das rechte Nasenloch einatmest, durchquert der Strom den Kanal Pingala und gibt ebenfalls der Kundalini Impulse.

Die Übungsanleitung:

- Halte die Wirbelsäule gerade, Brustkorb heraus, Unterleib leicht angezogen. Atme dreimal tief ein und aus.
- Drücke leicht mit dem Daumen der rechten Hand auf den rechten Nasenflügel und atme mit der linken Nasenseite tief ein und zähle dabei bis vier.
- Halte den Atem an, indem Du mit den beiden letzten Fingern der rechten Hand den linken Nasenflügel schließt und zähle dabei bis sechzehn.
- Rechtes Nasenloch öffnen und zähle ausatmend bis acht. Versuche beim Ausatmen die Lunge vollständig zu leeren.
- Nun atme durch das rechte Nasenloch wieder ein, zähle bis vier. Halte den Atem an und zähle bis sechzehn.
- Öffne das linke Nasenloch und zähle ausatmend bis acht und atme dann wieder ein und zähle bis vier.

---
84 Sanskrit „nadi sodhana"

- Versuche, nach der Atempause den ersten Atem stabil zu halten. Wenn diese Stabilität nachlässt, ist es besser, den Atem loszulassen, als ihn angestrengt festzuhalten. Diese Übung kann mit jeder Nasenseite sechsmal wiederholt werden. Um die Wiederholungen zu zählen, kannst Du die linke Hand benutzen: Berühre nacheinander jedes Fingerglied mit der Daumenspitze.

Augenübungen

Die großen Eingeweihten sagen, die Augen stehen mit der Wahrheit in Verbindung. Jesus sprach: „Wenn Dein Auge einfältig (rein) ist, wird Dein ganzer Leib rein sein." Damit ist das geistige Auge gemeint. Durch das sogenannte „dritte Auge" können wir die sichtbare wie die unsichtbare Welt ergründen. Bei den meisten Menschen ist ihr geistiges Auge durch niedere Gedanken und Gefühle versperrt, so dass die Wahrnehmung für höhere Schwingungen verhindert ist. Gleichzeitig finden negative Energien ungehindert bei ihnen Einlass. Wir sollten uns also jeden Tag auf das dritte Auge konzentrieren. Das dritte Auge bildet zusammen mit den beiden physischen Augen ein geistiges Dreieck, dank dem die uns durchfließenden Energien die Aura stärken und sie für die göttliche Welt sensibilisieren.

Die folgende Augenübung ist sowohl körperlich als auch geistig heilsam. Sie stammt aus dem Yoga und kann jeden Tag ausgeführt werden. Du kannst zu Beginn zwei bis drei Minuten die Grundmeditation in einer für Dich bequemen Sitzhaltung durchführen. Danach öffne die Augen.

- Schaue so weit wie möglich nach oben, halte Rücken und Nacken dabei gerade und den Kopf still. Richte nun Deine Augäpfel nach unten. Wiederhole die Übung mindestens zehnmal. Schließe anschließend die Augen.

- Halte die Augen weit offen und richte den Blick so weit wie möglich zunächst nach rechts und dann nach links. Bewege die Augäpfel ohne Anspannung wieder von links nach rechts. Wiederhole die Übung mindestens zehnmal. Schließe anschließend die Augen.
- Schau von oben rechts, so weit wie möglich, nach unten links und wieder zurück. Führe die Übung mindestens zehnmal aus. Wiederhole die Übung, indem Du von links oben nach rechts unten schaust. Schließe die Augen und entspanne.
- Zum Schluss rolle Deine Augen mindestens zehnmal im Uhrzeigersinn. Beginne langsam die Augäpfel zu bewegen und beschleunige dann, bis Du sie so schnell bewegst, wie es heute für Dich möglich ist. Schließe für einen Moment die Augen und wiederhole anschließend die Übung, indem Du Deine Augen gegen den Uhrzeigersinn rollst.
- Schließe die Augen und entspanne. Lege Deine Hände etwa zwei bis drei Minuten über die geschlossenen Augen. Göttliche Wärme überträgt sich auf Deine Augen.

Göttliches Licht durchleuchtet die Hornhaut, die Iris und die Netzhaut. In allen Deinen Zellen scheint heilendes Licht. Sie sind heil und gesund. Sei dankbar.

Die zweite Augenübung stammt von Paramahansa Yogananda[85]. Sie richtet sich auf das geistige Auge zwischen den beiden Augenbrauen:

- Sitze aufrecht und konzentriere Dich mit geschlossenen Augen auf das verlängerte Mark[86]. Versuche zu fühlen, wie die Sehkraft durch den Sehnerv in die Netzhaut der Augen fließt.

---

85 Paramahansa Yogananda (1893 - 1952)
86 Das verlängerte Mark „Medulla oblongata" und die Stelle zwischen den Augenbrauen sind der vordere und rückwärtige Aspekt oder negative und positive Pol des Stirn-Chakras „Ajna". Wenn sich die Aufmerksamkeit auf die Stirnmitte richtet, fließt der Strom aus den beiden Augen zuerst auf diese Stelle und von dort in das verlängerte Mark. Dann schaut man das „einfältige" astrale Lichtauge des verlängerten Marks. (Paramahansa Yogananda, Wissenschaftliche Heilmeditationen)

- Nach ein bis zwei Minuten öffne und schließe die Augen ein paar Mal hintereinander. Richte die Augäpfel nach oben und nach unten, nach links und nach rechts. Dann bewege sie von links nach rechts und von rechts nach links.
- Richte den Blick nun auf die Stelle zwischen den Augenbrauen und stelle Dir den Strom der Lebenskraft vor, der entlang der Wirbelsäule über das verlängerte Mark in die Augen fließt. Göttliches Licht erleuchtet Deinen Körper, erleuchtet Deinen Geist, erleuchtet Deine Seele. Um alles zu sehen, um Eins zu werden.

Göttliches Licht durchleuchtet die Augapfelhaut, die in die Hornhaut übergeht; die Aderhaut, die nach außen hin die Iris bildet; und die Netzhaut, die in der Tiefe des Auges einen Punkt, den gelben Fleck, aufweist. Diese drei Membranen stellen die drei Welten dar – die körperliche, die feinstoffliche und die kausale. In allen Deinen Zellen scheint heilendes Licht. Sie sind heil und gesund. Sei dankbar.

Licht-Meditation

Im Anfang war das Wort… Alle Dinge sind durch dasselbe gemacht, und ohne dasselbe ist nichts gemacht, was gemacht ist. In ihm war das Leben, und das Leben war das Licht im Menschen.[87]

„Ich bin das Licht der Welt"[88], ein Ausspruch, den jeder Mensch mit vollem Recht gebrauchen kann. Es liegt keine Überheblichkeit darin, denn jeder Mensch trägt einen strahlenden Brennpunkt der allumfassenden „Ich Bin-Gegenwart"[89] in sich. Das geistige Licht ist das eine, alle Dinge durchdringende Bewusstsein.

---
87 Joh. 1,1-4
88 Joh. 1,5
89 „Ich" beschreibt den göttlichen Aspekt im Menschen.

Mit dem Schöpferwort „Ich bin" erfolgt die Anrufung der Göttlichen Gegenwart, die die höchste Autorität in jedem Menschen ist. Ich bin weder Anfang noch Ende. Ich bin die Essenz aller Hoffnung, allen Friedens, aller Zufriedenheit, Gnade und Erfüllung. Diese Kraft ist die Quelle aller Schöpfung und sie wirkt unbegrenzt. Geradeso – nur negativ gepolt – ist es, wenn wir sagen: „Ich bin krank", „Ich bin müde". Wenn wir mehr auf unsere Worte achten, werden wir die Worte „Ich bin" niemals mehr mit einer negativen Feststellung verbinden.

Verbinde Dich immer wieder in tiefer Liebe und Demut mit Deiner Gott-Gegenwart. Erfülle Dein Dasein mit Licht, Deine Welt mit Liebe, Deinen Alltag mit Harmonie – so wird Dein Göttliches Ich zum Ausdruck kommen.

Anleitung zur Meditation:

- Setze Dich bequem und halte die Wirbelsäule gerade.
- Schließe Deine Augen und konzentriere Dich auf das geistige Auge, das oberhalb der Nasenwurzel liegt.
- Atme durch Deine Nase tief ein. In der Vorstellung nimmst Du durch Dein drittes Auge die Gedankenenergie „Ich bin das Licht Gottes" auf.
- Halte den Atem kurz an, dann atme durch das dritte Auge bzw. die Nase die Gedankenenergie „Ich bin das Licht Gottes" wieder aus.
- Wiederhole die Übung so lange, bis Du das Licht im geistigen Auge fühlst bzw. siehst; dann lasse dieses Licht in Dein Herz strömen, erfülle Dich ganz damit, sehe es in und um Dich leuchten – das Licht Deines göttlichen „Ich Bin"! Es ist Dein Führer und Wegweiser, wenn Du es zulässt.
- Lege nun alle Schmerzen, Sorgen und Ängste in Seine Hände. Versinke in tiefer Harmonie.

- Stille -

„Seid still und erkennet, dass Ich Gott bin.[90] Seid still und erkennt, dass Ich in euch Gott bin. Seid still und lasst den Rhythmus aus der Stille in eurem eigenen Sein hervorgehen und folgt ihm durch einen Akt der Hingabe, der euch mit den Menschen dieser Welt verbindet."

Stille

Alle mystischen Lehren, welche die Verinnerlichung und Vergeistigung des Menschen zum Ziel haben, beinhalten die Übung der Stille. Wenn wir diese praktizieren, werden wir ein neues Bewusstsein empfangen, das jenseits aller menschlichen Vorstellungen liegt. Der Mensch muss schweigen, weil seine Worte und Begriffe für das Göttliche unzureichend sind. Das Aufsuchen der Stille wird in der kommenden Zeit von großer Bedeutung sein. Besinne Dich so oft wie möglich in Stille und Schweigen, um Dein höchstes Selbst-Erwachen herbeizuführen. Nicht mit dem Verstand und dem Herzen allein, sondern mit jeder Zelle Deines Körpers, jeder Faser Deiner Seele und jeder Regung Deines Geistes. In der Stille wirst du die Stimme Gottes wahrnehmen. Gott, sagt Thoth-Hermes, „kann man nicht grübelnd ergreifen, man kann nur in Stille von ihm ergriffen werden. Jene, die von ihm ergriffen werden, erleuchtet Er und beschenkt sie mit Seiner Gnade."

Jesus suchte häufig die absolute Stille auf und tauchte anschließend wieder freudig in das Zusammensein mit den Menschen ein. Unser Leben sollte ein Pendeln zwischen Aktivität und Passivität sein, kein Spagat. Das gesamte Sein des heutigen Menschen ist auf die Aktivität, also auf äußere Reize ausgerichtet. Versuche, ein Wochenende in Stille zu verbringen, ohne Fernsehen, Radio und Computer. Betrachte diese Übung nicht als Verzicht auf etwas, es ist ein Geschenk, welches Du Dir machst. Die Konfrontation mit sich selbst reinigt die Emotionen und belebt den Geist. Was dann in unserem Inneren sich zu regen

---
90 Psalm 46,10

beginnt, ist mit Worten nicht zu beschreiben. Das Unergründliche kommt aus dem Seelengrund nur im Schweigen. Die „Schule des Schweigens" von Adela Curtis[91] gibt Meditationen und Erkenntnisse, die auf dem Wort des Psalmisten aufbaut: „Sei still und erkenne, dass ich Gott bin." Die Meditation über Gesundheit führt zum Erkennen, dass wir im Inneren Träger vollkommener Gesundheit sind, dass der Geist in uns das Leben der Seele und die Gesundheit des Körpers ist, dass die Hinwendung zum göttlichen Geist Befreiung und Heilung bedeutet, absolutes Beschütztsein durch das Kraftfeld des Geistes, das mit dem Urkraftfeld der göttlichen Liebe Eins ist.

Der bulgarische Meister Omraam Mikhaël Aïvanhov legte großen Wert auf die Stille und sagte:

„Hat man erst einmal das Geschenk dieser Stille gekostet, wird man sie verstehen. Stille ist nicht nur eine Frage des Nicht-Herumzappelns, des Nichtbewegens von Gegenständen; vielmehr geht es darum, alle Unzufriedenheit, all vagen Emotionen, die durch den Kopf treiben, zu stoppen. Der erste Grad der Stille ist physisch. Es ist notwendig, dahin zu gelangen, bevor man höher gehen und seine astralen Gefühle beruhigen kann. Der zweite Grad der Stille ist die Beruhigung der Gefühle; der dritte ist die Beruhigung der Gedanken. Wenn diese Stille erreicht ist, kann der Geist frei reisen und Gebiete aufsuchen, die er noch nie gesehen hat. In diesem totalen Frieden kann der Geist hoch fliegen und Freude, Gesundheit, Kraft und Liebe mitbringen. Er kann unserem Verstand Weisheit bringen, damit unsere Intelligenz alles verstehen kann."

---

91 K. O. Schmidt - Kraft durch Schweigen. Adela Curtis, englische Psychologin, Mystikerin und Begründerin der „Schule des Schweigens". 1906 trat sie an die Öffentlichkeit mit Vorträgen über die Stille.

Große Invokation

Die „Große Invokation"[92], die Christus verkündete und seinen Jüngern weitergab, ist eines der ältesten Zentralgebete für das Leben auf unserer Erde. Außer von den erhabensten spirituellen Wesenheiten durfte es bisher von niemandem gesprochen werden.

Aus dem Quell des Lichts im Denken Gottes
ströme Licht herab ins Menschendenken.
Es werde Licht auf Erden!

Aus dem Quell der Liebe im Herzen Gottes
ströme Liebe aus in alle Menschenherzen.
Möge Christus wiederkommen auf Erden.

Aus dem Zentrum, das den Willen Gottes kennt,
lenke plan-beseelte Kraft die kleinen Menschenwillen
zu dem Endziel, dem die Meister wissend dienen.

Durch das Zentrum, das wir Menschheit nennen,
entfalte sich der Plan der Liebe und des Lichts
und siegle zu die Tür zum Übel.

Mögen Licht und Liebe und Kraft
den Plan Gottes auf Erden wiederherstellen!

---

[92] Alice A. Bailey hat die „Große Invokation" im Jahr 1949 von dem tibetischen Meister Djwal Khul geistig empfangen.

Mögen alle Wesen in allen Welten glücklich sein.
Mögen wir eine lichtvolle Welt zeugen.

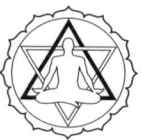

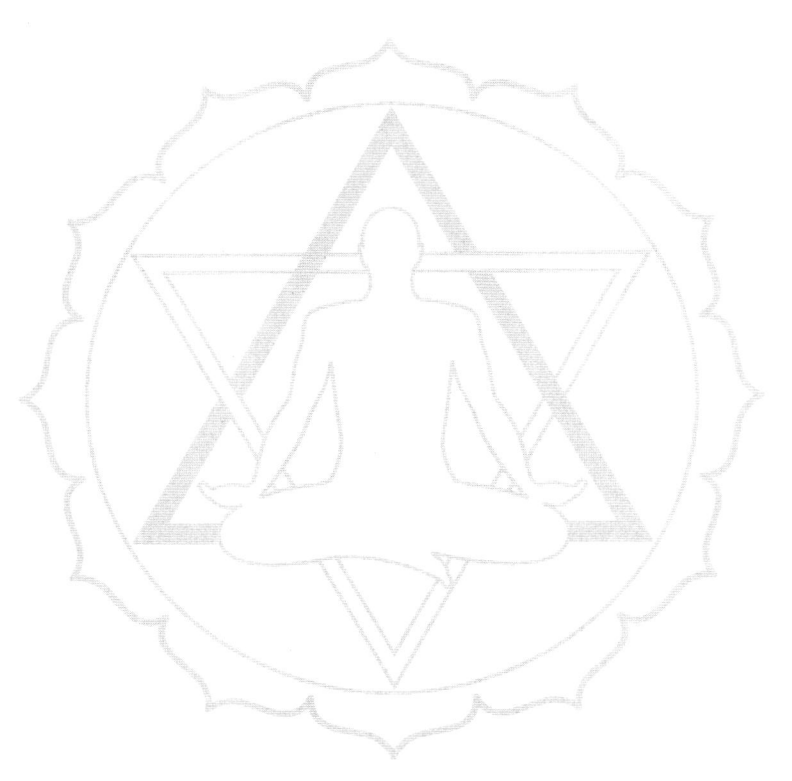

ANHANG

Die Begradigungsenergie von Pjotr Elkunoviz
von Prof. Hans Sachs

Diese Begradigungsenergie, die Pjotr Elkunoviz an der Klagemauer in Jerusalem von der Geistigen Welt übertragen wurde, ist die stärkste Energieform, die wir zurzeit kennen.

In der Abbildung A1 auf Seite 109 ff. siehst Du, lieber Leser, diese Energiefläche dargestellt; die Begradigungsenergie ist hier als Punkt S dargestellt. Im rechten Teil des Bildes siehst Du das Innere dieser Fläche. Im Sinne der Astrophysik erkennst Du ein „Schwarzes Loch", das bekanntlich jedwede Materie anzieht und vernichtet. Man sieht also auch hier: Wie in Gut-Böse, Sephiroth-Kliphoth, Gott-Teufel usw. gibt es zu jedem positiven Aspekt ein negatives Gegenstück. Es liegt nur an uns, stets die positive Seite zu erkennen und auszuwählen.

Um den großen Unterschied zwischen der Begradigungsenergie und anderen Energieformen deutlich zu machen, betrachten wir die Abbildung A2.

Hier siehst Du, lieber Leser, einen Punkt P auf dem violetten Flächensegment (Angelic Light) gezeichnet. Bewegst Du Dich in allen Richtungen auf dieser Fläche vom Punkt P weg, so wirst du zwar auf kleinen Kurvenbögen laufen, aber wenn Du nicht zu weit weggehst, liegen alle diese Wege (fast) in einer Ebene – der sogenannten Tangentialebene des Punktes P. Was ich hier anschaulich beschrieben habe, bedeutet mathematisch ausgedrückt: In einer

Umgebung des Punktes P lässt sich die Energiefläche durch eine Ebene annähern. Obwohl die Erde (annähernd) kugelförmig ist, wird bei der Vermessung eines Grundstücks in der Ebene gearbeitet; anders ist es natürlich bei der Vermessung großer Längen. Machst Du eine Schiffsreise, so kannst Du die Erdkrümmung beobachten. Zum Unterschied von der Erde ist natürlich die Energiefläche Φ anders gekrümmt.

Sehen wir uns aber jetzt in der Abbildung A3 die völlig andere Situation in der Spitze S der Energiefläche Φ an. Hier kann zur Annäherung der Fläche in der Nähe von S keine Kreisscheibe verwendet werden. An ihre Stelle tritt ein approximierender Drehkegel, der in der Abbildung A3 in gelber Farbe gezeichnet wurde; seine Spitze ist der Punkt S.

Dies ist der fundamentale Unterschied zwischen der Begradigungsenergie – als höchster Energieform – und den übrigen elementaren Energien. Das Problem der Übertragung der Begradigungsenergie zu Heilzwecken wird in der Abbildung A4 anschaulich dargestellt.

Nun zur Erläuterung der Energieübertragung: Der Punkt P bezeichnet den Wesensstern des Menschen, symbolisiert durch eine kleine Kugel in der Farbe Cyan. Aktiviert der Heiler die Begradigungsenergie, so wird diese tangential von dem rotierenden gelben Kegel nach P abgestrahlt. Dies geschieht geometrisch so, dass man durch die Verbindungsgerade von S mit P die beiden Tangentialebenen an den Kegel legt und die Berührerzeugenden aufsucht; die vordere Erzeugende (Gerade auf dem Kegel) wurde in der Abbildung mit e bezeichnet. Von den Punkten längs e strahlt dann die Begradigungsenergie tangential nach P ab; diese Strahlen wurden in roter Farbe gezeichnet. Auf der Rückseite der Fläche liegt eine zweite Erzeugende, von der ebenfalls tangentiale Strahlen durch P laufen; diese wurden in grüner Farbe gezeichnet. Diese Energie ist die Entstörungsenergie, wie sie von Anne Hübner in der Heilerschule in Roth an die Meisterschüler weitergegeben wird. Man beachte also: Die Begradigungsenergie und die Entstörungsenergie sind identisch bis auf eine Spiegelung an einer Ebene, die durch die Achse das Approximationskegels und den Wesensstern P festgelegt wird.

In Wirklichkeit sieht der gelbe Energiekegel allerdings nicht so ideal aus wie in Abbildung A4 gezeichnet, sondern er hat eher die Gestalt der Abbildung

A5 weist also einen sehr großen Öffnungswinkel auf. Die Abbildung zeigt in einer Vorderansicht den gelben Energiekegel mit der Spitze S und der Achse a (blau). Der Wesensstern P ist in roter Farbe eingetragen.

Damit drängt sich die Frage auf, warum die Meisterschüler von Pjotr Elkunoviz diese Begradigungsenergie nicht selbst weitergeben können, d.h. andere Personen nicht in diese Energie einweihen können. Die Antwort ist sehr einfach: Weil eine Übertragung dieser Art außerordentlich gefährlich, ja sogar tödlich sein kann. Den Beweis dazu liefert die Abbildung A6.

Wollte man versuchen, die geometrische Struktur der Abbildung A1, auf eine weitere Person zu übertragen, so müsste man wegen des Yin-Yang-Prinzips diese Struktur zunächst an der Normalebene zu a in S spiegeln und dann das Gesamtgebilde energetisch übertragen. Wie in Abbildung A6 dargestellt, besteht dieses Energiefeld jedoch aus zwei Komponenten, die über die Singularität S gekoppelt sind und sehr schnell rotieren… Felder dieser Art entwickeln eine Eigendynamik, sind vom Menschen in keiner Weise steuerbar und können sogar sehr gefährlich werden, wenn bei einem misslungenen Versuch einer Übertragung auch nur eine Spur negativen Gedankengutes mit übertragen wird. Man stelle sich nur ein morphogenetisches Feld vor, das beständig Menschen krumm macht, anstatt diese zu begradigen. Hinzu kommt, dass, wie vorstehend ausgeführt, bei dieser Energieübertragung das Feld so auszurichten ist, dass der Wesenstern P in dem schmalen Außenbereich des gelben Energiekegels liegt, der hier als Doppelkegel auszubilden ist; vergleiche die Abbildung A6. Die Abbildungen A7 und A8 zeigen die beiden denkbaren anderen Fälle.

In der Abbildung A7 liegt P im Innenbereich des Energiekegels, wobei P durch eine kleine rote Kugel dargestellt wurde. In diesem Fall lassen sich von P aus keine berührenden Strahlen an den gelben Kegel legen, d.h. es passiert überhaupt nichts. Gott sei Dank! In der Abbildung A8 hingegen liegt der Wesensstern genau auf dem Energiekegel.

In diesem Fall führt die misslungene „Einweihung" zu schwersten gesundheitlichen Problemen des Einzuweihenden und kann sogar tödlich enden. Leider treten gerade in der letzten Zeit immer wieder „Heiler" auf, die versuchen, mit der Begradigungsenergie Patienten zu behandeln, obwohl sie von Pjotr Elkunoviz gar nicht ausgebildet wurden. Diese Menschen sind harmlos, da sie weder schaden noch nützen können.

Wesentlich gefährlicher sind energetisch ausgebildete „Heiler", die versuchen andere Menschen in die Begradigungsenergie „einzuweihen". Diese Personen wissen nicht, in welche Gefahr sie sich begeben, zumal die erzeugten morphogenetischen Felder sofort auf sie zurückschlagen können, wodurch im harmlosesten Fall bleibende gesundheitliche Schäden beim „Einweihenden" auftreten können. Aber auch der einzuweihende „Schüler" kann erhebliche körperliche oder seelische Krankheiten für immer davontragen.

Ich persönlich möchte daher ausdrücklich vor allen Experimenten dieser Art warnen. Das Geistige Heilen mit seinen vielen schönen Methoden kann systematisch und seriös erlernt werden, wenn man nicht die Mühe scheut, entsprechende Seminare zu besuchen. Möge dies ein hilfreicher Beitrag für alle jene Personen sein, die am Geistigen Heilen interessiert sind und die aus tiefstem Herzen heraus kranken Menschen helfen möchten.

Um eines, lieber Leser, möchte ich Dich am Schluss noch bitten: Oft ist es für einen von der Schulmedizin bereits aufgegebenen Patienten der letzte Hoffnungsschimmer, zu einem Geistheiler zu gehen. Wir sollten diese Menschen stets nach bestem Wissen und mit der uneigennützigen Liebe unseres Herzens behandeln – nur dann können wir mit Gottes Hilfe wunderbare Heilungen vollbringen.

Über den Autor

Alexander Toskar führt als Heiler und spiritueller Lehrer die geistige Arbeit seines Vaters Pjotr Elkunoviz weiter und offenbart als Buchautor erstmalig das Wesen dieser einzigartigen Heilungsweise.

Alexander und Carolin sehen es als ihre Aufgabe, den Menschen heilbringend zu dienen und sie auf ihrem Lichtweg zu begleiten. Die Geistige Aufrichtung mit der Initiation des Heilwillens bildet dabei den Kern ihrer Arbeit, die sie mit all ihrer Liebe und Hingabe erfüllen. Sie wirken in ihren Heilzentren in München und Zürich. Auf regelmäßigen Reisen in Asien, Europa und anderen Ländern, machen sie die Geistige Aufrichtung einem großen Wirkungskreis zugänglich. Seit 2006 waren sie häufig Gast beim thailändischen Fernsehen und Gesundheitsministerium

Im Jahr 2007 gründeten sie, der Botschaft folgend, „Hände, die helfen, sind heiliger als Lippen, die beten", eine Stiftung zur Förderung der Heilung für die Menschen in aller Welt. Damit Kummer und Leid vergehen und jeder Mensch zu dem werden kann, der er wirklich ist – vollkommen, geistig, gesund.

Informationen zu Heiltagen und Seminaren
www.geistige-aufrichtung.com
Email: zentrum@geistige-aufrichtung.com

Alexander Toskar & Carolin Toskar

Gesundheit als Weg

Das Große Handbuch der Heilung
für Gesundheit und Harmonie im Alltag

Erkrankungen und Beschwerden müssen nicht sein – im Gegenteil: Gesundheit ist der natürliche Zustand des Menschen!
Wir sind potenziell, vom Geiste her, heil und gesund. Diese Befähigung gilt es zu erkennen und achtsam im Alltag zu pflegen, damit das Gefühl der Gesundheit erhalten bleibt. Denn wenn der Geist Disharmonien und Krankheiten hervorrufen kann, so muss er auch fähig sein, den Körper gesund zu machen. Die Kraft des Geistes entwickelt Organe und Körperteile, überwacht das Wachstum und die Versorgung der Zellen und kann sie erneuern.

„Gesundheit als Weg" ist ein Wegweiser für alle, die nach körperlicher Gesundheit und nach einem ganzheitlichen Sinn des Lebens suchen. Gesundheit verstanden als körperliches, geistiges und soziales Wohlbefinden. Das Handbuch zeigt geistige Grundlagen und Heilungsweisen auf, die sich jeder zunutze machen kann. Durch die Geistige Intelligenz und einige Minuten Übung am Tag kann jeder Mensch seine Gesundheit selbst steuern.
Es geht um die Heilung des Körpers und der Gefühle, die Entwicklung von Selbstvertrauen und die Überwindung alter Muster und um spirituelle Entwicklung.

(In Vorbereitung)

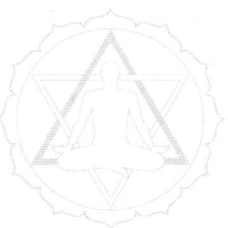